REMARQUES ET OBSERVATIONS

SUR

LES FRACTURES DU CRANE, ETC.

REMARQUES

ET

OBSERVATIONS

SUR LES FRACTURES DU CRANE,

SUR

LA FRACTURE INDIRECTE DU CORPS DE LA PREMIÈRE VERTÈBRE LOMBAIRE
ET SUR LA FLEXION PERMANENTE, PAR REFOULEMENT,
DE L'OS RADIUS CHEZ L'ADULTE.

par

F. S. J. PINGRENON,

ANCIEN CHIRURGIEN PRINCIPAL-CHEF DE LA DIVISION D'ORAN ET DES HÔPITAUX
MILITAIRES, OFFICIER DE LA LÉGION-D'HONNEUR,
CHEVALIER DE L'ORDRE DE LÉOPOLD DE BELGIQUE, ETC.

Ars medica tota est in observationibus.

BAGLIVI.

DEUXIÈME ÉDITION.

PARIS
IMPRIMERIE D'ALPHONSE AUBRY ET Cie
Rue de l'Église-Vaugirard, 6.

1860.

AVANT-PROPOS.

L'épigraphe de ce mémoire qui date de 1844, peut faire pressentir le motif qui me le fait réimprimer, en y ajoutant plusieurs observations se rapportant au sujet : c'est que les faits, en médecine, ayant toujours leur enseignement, j'ose encore espérer qu'il ne paraîtra pas dénué d'un certain intérêt *, indépendamment de celui que pourront lui donner les additions, ne fut-ce que pour les élèves et les jeunes médecins, auxquels on ne saurait trop chercher à inspirer le goût de l'observation.

---

* On en trouvera le *compte-rendu*, dans un numéro du *Bull. de Thérap.*, du *Journ. des Conn. Méd. Chir.*, de *Méd. et Chir. prat*, de l'*Abeille Méd.*, etc., du 2me sém. 1844, ou du 1er de 1845, bien que la Brochure n'ait pas figuré à la librairie, à laquelle elle n'est pas encore destinée.

REMARQUES ET OBSERVATIONS

SUR

LES FRACTURES DU CRANE.

Les fractures du crâne avec enfoncement, plaie, etc., sont généralement et justement considérées (toutes choses à peu près égales d'ailleurs) en raison de leur diagnostic facile, comme moins graves que les fractures simples, dont l'existence occulte, souvent très-difficile à reconnaître, devient parfois l'objet d'opérations hasardeuses ou tardives, motivées sur ce précepte de Celse : *melius est anceps, quam nullum.* Les insuccès fréquents de l'opération du trépan, dans ce dernier cas, ont mis des auteurs également recommandables, dans le doute sur le degré d'utilité de cette opération, préconisée par les uns, et presque totalement proscrite par les autres. Ce désaccord provient, selon nous, de ce que, pour rendre cette opération fructueuse, il faut promptement saisir les cas qui la nécessitent; chose si difficile parfois même pour les chirurgiens les plus expérimentés, que la plupart préfèrent, avec raison, de s'en abstenir et de n'en faire usage que dans les cas où le cerveau et ses annexes sont blessés ou irrités, par la présence de corps étrangers accessibles, ou de fragments d'os enfoncés : alors faut-il encore distinguer les enfoncements modérés plus ou moins larges, résultant d'écrasement ou de l'action de corps contondants à large surface, mus avec peu de vitesse, d'avec ceux anguleux qui ont percuté le crâne avec force dans un seul point, comme le ferait un coup de marteau porté par un de ses angles. Dans le premier cas, le crâne a cédé ordinairement en se fracturant sans éclats intérieurs, il comprime le cerveau sur une surface plus ou moins étendue, ce qui détermine plutôt l'assoupissement et la stupeur, jusqu'à un certain point supportables sans danger immédiat, que l'inflammation promptement funeste, qui est presque toujours la conséquence immédiate d'une compression anguleuse restreinte, qui irrite et blesse plus ou moins le cerveau et ses enveloppes membraneuses, comme dans le second cas. Il en résulte que, d'une part, la compression étant modérée, on peut assez souvent tenter avec succès la guérison à l'aide de la diète, des saignées générales, des saignées locales permanentes (1), aidées de boissons simples, parfois stibiées, laxatives, et de dérivatifs légers sur les membres abdominaux ; médications qui tendent à prévenir, à tempérer ou à résoudre l'inflammation et l'épanchement sanguin consécutifs, après la disparition desquels le cerveau, habitué à une légère com-

---

(1) M. Gama a démontré, le premier, dans un traité justement estimé, les avantages des saignées locales, permanentes, dans le traitement des plaies de tête et de l'encéphalite consécutive.

pression, reprend l'intégrité de ses fonctions ; tandis que d'autre part, la compression anguleuse plus ou moins forte qui blesse, est une cause incessante d'inflammation, etc., qu'il faut se hâter d'enlever, le succès de l'opération du trépan dépendant surtout alors de la célérité que l'on met à y recourir. C'est ce que je vais essayer de démontrer brièvement par les observations et les réflexions suivantes :

PREMIÈRE OBSERVATION.

Fracture au crâne avec enfoncement, guérie sans accident, sans opération et sans aucune suite fâcheuse, l'enfoncement subsistant.

Dumont (Joseph), âgé de 21 ans, fortement constitué, travaillait à enfoncer des pilotis dans la Meuse, près de Givet, le 22 novembre 1820, lorsqu'il fut frappé accidentellement, sur la région antérieure de la tête, par l'extrémité arrondie d'un levier de bois, mu avec une grande force. La violence du coup le renversa sans connaissance et il éprouva quelques vomissements. Revenu à lui une demi-heure après, il se plaignit de douleurs à la tête, vers le lieu frappé, ainsi qu'à la région lombaire. Cependant il retourna à pied à son domicile, éloigné d'un demi-kilomètre. Quelque temps après il eut encore des vomissements, la fièvre survint, la céphalalgie augmenta et fut bientôt accompagnée de pesanteur.

Le lendemain, aux symptômes énoncés se joignit

un léger assoupissement; c'est alors que je fus appelé à visiter ce blessé, qui offrait les symptômes suivants : face colorée, yeux larmoyants, chaleur à la peau, pouls accéléré, dur et inégal, douleurs pulsatives dans toute la tête, notamment vers le lieu frappé. Par le toucher, je sens qu'une portion de l'os coronal est enfoncée; le tégument épicrânien est gonflé dans presque toute son étendue, surtout antérieurement jusqu'aux paupières supérieures; la partie lésée n'offre qu'une légère contusion, avec un léger froissement de l'épiderme. On y distingue parfaitement un enfoncement résistant de neuf millimètres de profondeur, de forme ovalaire, et de quatre centimètres et demi de longueur, sur environ trois de largeur, s'étendant obliquement de bas en haut et de dedans en dehors, depuis le côté externe de la bosse coronale gauche, jusque vers la suture fronto-pariétale du même côté. Du reste, tous les mouvements s'exécutent bien et il n'existe qu'un peu de lenteur dans l'exercice des facultés intellectuelles. Aussitôt je pratique une large saignée; la tête, rasée dans toute son étendue, est recouverte d'un cataplasme émollient; une tisane d'orge stibiée à cinq centigrammes par litre et un lavement sont prescrits. Le 24 (3e jour de l'accident), persistance des mêmes symptômes, nuit agitée, enduit muqueux de la langue, soif, plaintes par intervalles; le tégument épicrânien, correspondant à la fracture, est douloureux, ecchymosé; la douleur lombaire a disparu.

M. Zinck, chirurgien major (1), que j'avais demandé en consultation, reconnut aussitôt l'existence de la fracture; il fut d'avis, vu la modération et l'état stationnaire des symptômes, que l'on continuât l'usage des mêmes médications, se réservant toutefois, s'il survenait de l'augmentation dans les signes de compression, d'appliquer le trépan, pour extraire ou soulever la portion d'os enfoncée. Le soir, exaspération des symptômes, pouls développé : réitération de la saignée, continuation des autres prescriptions.

Le 25, amélioration, diminution du gonflement, extension de l'ecchymose : mêmes prescriptions ; point de saignée.

Le 26, bien que le blessé eût un peu reposé, le pouls est plus développé; l'assoupissement et la céphalalgie continuent, et une exaspération le soir détermine à pratiquer une troisième saignée.

Le 27, le gonflement, l'ecchymose et l'assoupissement sont diminués; la lenteur des facultés intellectuelles persiste. Le soir, exaspération nouvelle, avec fièvre, céphalalgie gravative, plénitude du pouls. Une quatrième saignée produit un soulagement marqué.

Le 28, le blessé répond moins lentement aux questions qu'on lui fait; il demande à manger. L'en-

---

(1) Depuis, chirurgien principal, chirurgien en chef de l'armée du nord, retraité et décédé.

foncement du coronal est visible par suite de la disparition du gonflement ; l'exaspération du soir est presque nulle : on continue le cataplasme, la tisane stibiée, auxquels on ajoute un lavement et une tasse de bouillon.

Le 29, le mieux continue, le malade veut se lever : mêmes prescriptions et pruneaux.

Le 30, le blessé se promène dans sa chambre ; il ne souffre plus que lorsqu'on presse sur la fracture, ou qu'il fait quelque mouvement brusque : ses facultés intellectuelles ont repris leur activité. Tisane stibiée, soupe et pruneaux.

Les 1er, 2 et 3 décembre, continuation ; mêmes prescriptions et augmentation graduelle des aliments. Dès lors il continua à aller de mieux en mieux et reprit son travail le 24 décembre, sans éprouver d'autre incommodité qu'un peu de gêne vers la fracture, pendant les premiers jours et ultérieurement lors des changements de temps. M Zinck et moi nous revîmes cet homme à la fin d'avril 1821, c'est-à-dire quatre mois plus tard. L'enfoncement du coronal était très-sensible à la vue et au toucher, le rebord qui existait autour était affaissé et arrondi, et l'on pouvait y appuyer fortement sans occasionner de douleur.

Cette observation vient à l'appui de ce que j'ai dit, que les corps à surface plus ou moins large et arrondie, qui frappent le crâne avec plus ou moins de force, y produisent ordinairement des fractures sans éclats intérieurs, avec enfoncement modéré plus ou moins étendu, amenant des accidents cérébraux que l'on peut espérer de vaincre par des déplétions sanguines abondantes, la diète et les révulsifs appropriés. Je ferai remarquer, toutefois, qu'aujourd'hui je n'emploierais plus aussi constamment le tartre stibié tant recommandé par Desault, et que je joindrais les saignées locales permanentes, aux déplétions sanguines générales, aux laxatifs et aux dérivatifs modérés sur les extrémités inférieures, sans recouvrir de cataplasmes émollients toute la tête, que la chaleur peut congestionner et le poids fatiguer ; ce dont il faut bien se garder.

DEUXIÈME OBSERVATION.

Fracture au crâne avec enfoncement; commotion légère; encéphalite; paralysie du bras et de l'œil droits, suivie de guérison, l'enfoncement subsistant.

Étant en garnison à Rennes avec le 4e d'artillerie, je fus chargé, dans l'été de 1831, de donner des soins à une femme d'environ 40 ans, mère de plusieurs enfants, qui avait été renversée dans la rue par un cheval du régiment, lancé au galop en revenant de l'abreuvoir. La tête ayant porté en arrière sur un pavé proéminent, elle avait perdu connaissance et avait été transportée chez elle, où bientôt elle avait recouvré ses sens à la suite de quelques vomissements. Un médecin de la ville lui avait prescrit, peu de temps après l'accident, la diète, quelques sangsues sur les apophyses mastoïdes, une boisson rafraîchissante et un bain de pied. En la visitant le soir, sur l'invitation de M. le colonel Charpentier, je reconnus, vers la bosse occipitale supérieure gauche, l'existence d'une bosse oblongue, s'étendant de haut en bas dans l'étendue de neuf centimètres sur quatre de largeur, analogue aux bosses signalées par J. L. Petit, c'est-à-dire, dure à son pourtour, molle à son centre, et laissant du doute sur l'existence d'un enfoncement au crâne : du reste, pesanteur de tête, sensibilité à l'endroit contus, pouls à peine accéléré, mais plein. Je pratiquai une saignée et prescrivis de la limonade. Le lendemain, je priai M. le docteur Révault, qui avait vu la malade la veille, et M. Desruelles, alors chirurgien en chef de l'hôpital militaire, de se réunir à moi, pour décider s'il y aurait lieu de trépaner, pensant qu'il devait exister une fracture avec enfoncement à l'occipital. MM. les consultants n'ayant pas osé se ranger de mon avis, il fut convenu que, dans le doute, on inciserait crucialement la tumeur, afin de s'éclairer. En la pratiquant, je sentis un craquement sous la pointe de mon bistouri, qui confirma mon jugement, le doigt promené dans la plaie ne laissant d'ailleurs aucun doute sur l'existence d'une fracture avec enfoncement modéré. Cependant, malgré la crainte que j'éprouvais, de voir prochainement arriver des accidents cérébraux, que j'espérais pouvoir prévenir en trépanant, pour soulever ou enlever les fragments enfoncés, ces messieurs furent d'avis de temporiser, en employant tous les moyens de l'art, tels que saignées, sangsues, etc., pour prévenir ou tempérer les accidents inflammatoires qui pourraient survenir. Dès lors je résolus de combattre à outrance l'encéphalite que je redoutais, bien décidé à ne plus recourir au trépan ultérieurement. La troisième nuit fut agitée; il y eut des mouvements convulsifs dans le bras droit. Bientôt des symptômes d'encéphalite, le coma, avec paralysie du bras et de l'œil droits, survinrent et persistèrent avec un degré peu variable, pendant six jours, malgré les saignées générales répétées jusqu'à six fois en quatre jours, et 72 sangsues appliquées successivement, par 12, au tempes et au cou, joints aux lavements laxatifs, à la limonade et aux frictions irritantes, avec le vinaigre sinapisé chaud sur les extrémités inférieures. La malade, affaiblie, ayant la face pâle, le pouls petit, l'œil terne, la respiration suspireuse, laissait peu d'espoir de guérison : fatigué de l'emploi des sangsues, qui prenaient difficilement sur une peau décolorée, je résolus de recourir de nouveau, comme moyen extrême, à une saignée du bras, que je portai à la quantité d'un verre. Cette dernière émission sanguine, en raison sans doute de l'affaiblissement de la malade, produisit une grande amélioration, qui persista et fut suivie d'un rétablissement lent, à la vérité, mais tellement complet, que la malade vint me remercier (1) trois mois après l'accident,

(1) Indépendamment des soins, j'avais été chargé de remettre, en plusieurs fois, à cette malheureuse femme, l'argent provenant d'une collecte, faite parmi les officiers du régiment.

ayant recouvré en partie son embonpoint, jouissant de l'usage de l'œil et du bras droits : il ne lui restait qu'une légère dépression à l'occiput, sous la cicatrice cruciale résultant de l'incision que j'y avais pratiquée.

La maladie qui fait le sujet de cette observation, beaucoup plus grave que la précédente, siégeant au coronal, démontre comme elle la possibilité de guérir, sans opération, les accidents cérébraux résultant d'enfoncements modérés du crâne, déterminés par l'action de corps larges et arrondis. On a pu voir la légère commotion, suivie, le troisième jour, d'irritation des méninges, et bientôt de coma avec paralysie du bras et de l'œil droits, dus en partie à l'enfoncement léger du crâne, à quelque peu d'épanchement et à l'encéphalite partielle, résister d'abord à l'influence des saignées générales et locales répétées avec hardiesse, céder ensuite, malgré la persistance de l'enfoncement du crâne, à une dernière saignée du bras, faite en désespoir de cause, avec un bonheur inespéré. Je pense toutefois, que par la trépanation immédiate, on eût prévenu un aussi grand danger, qui se représente dans le cas analogue de fracture à l'occipital dont l'observation suit.

TROISIÈME OBSERVATION.

Fracture au crâne avec enfoncement : percussion à la région postérieure droite de la tête, avec un manche à balai; point de commotion; symptômes prompts de compression ; coma, hémiplégie, suivis de délire : guérison presque complète, malgré l'existence d'un léger enfoncement du crâne à la région lambdoïdienne droite.

Valez (Louis), pontonnier, reçut, le 13 avril 1840, un coup de manche à balai à la région postérieure droite de la tête. Il voulut d'abord se défendre ; mais il sentit bientôt le besoin de s'asseoir, d'appuyer sa tête sur une table qui était dans sa chambre et de se coucher un instant après. Appelé à le visiter peu de temps après l'accident, il avait déjà une tendance à l'assoupissement. Je lui pratiquai une saignée et le fis porter à l'hôpital, ou MM. Bégin, Lustreman, Malle, incertains sur le siége précis de la fracture du crâne, qu'ils pensaient devoir exister à la portion écailleuse du temporal droit, combattirent les accidents cérébraux, le coma et l'hémiplégie, par la saignée générale et de nombreuses sangsues appliquées en permanence, pendant plusieurs jours, sur le siége présumé de la lésion. Pendant un certain temps, les symptômes de compression et d'encéphalite étaient tels, que le blessé semblait devoir inévitablement succomber ; il ne recouvra en partie le libre exercice de ses facultés intellectuelles et les mouvements du côté paralysé que le 13 juin, c'est-à-dire deux mois après l'accident ; il délira ensuite à plusieurs reprises, recouvra de nouveau ses facultés intellectuelles, et sortit, après cinq mois de séjour à l'hôpital, en conservant de la faiblesse et de la gêne dans les mouvements du bras et de la jambe du côté gauche, qui ne se dissipèrent qu'incomplétement à la longue, et forcèrent à réformer cet homme ultérieurement. Le coup qu'il avait reçu, avait produit un léger enfoncement du crâne vers la suture lambdoïde, près l'angle postérieur et inférieur du pariétal droit ; région où les vaisseaux, émanant de l'artère méningée moyenne, pénètrent en certain nombre dans le diploé. Le déchirement de quelques-uns d'entre eux, et notamment, *la contusion du cerveau*, expliquent l'assoupissement promptement survenu, par l'épanchement sanguin et la turgescence locale, qui en seront résultés, et les altérations pathologiques consécutives à l'encéphalite, comment il s'est fait que le blessé n'ait pas recouvré toute sa force dans les membres précédemment paralysés ; car l'enfoncement léger du crâne, qui subsiste, n'aurait pu s'y opposer. La trépanation au début eût pu, néanmoins, selon nous, prévenir en partie les accidents.

QUATRIÈME OBSERVATION.

Fracture au crâne par écrasement : enfoncement de la région frontale de l'os coronal ; compression du cerveau pendant quinze jours ; assoupissement profond, qui disparaît aussitôt après l'enlèvement et le soulèvement d'une partie des fragments ; suivie de gastro-hépatite, de convulsions produites par quelques esquilles détachées et sorties ultérieurement avec le pus d'un abcès et de guérison.

Bobin, âgé de 39 ans, d'un tempérament lymphatique, d'une stature moyenne, faiblement constitué, quoique bien portant, demeurant à Fontenay-le-Comte (Vendée), fut entraîné dans l'éboulement d'une carrière où il travaillait, à Pouillé, le 20 avril 1824. Sa tête, frappée au front, resta engagée sous des masses de pierres, jusqu'à ce que plusieurs de ses compagnons soient parvenus à l'en dégager. Transporté sans connaissance dans une auberge voisine, le chirurgien du village lui pratiqua une saignée, lui fit appliquer quelques sangsues aux tempes et pansa une petite plaie au front avec de la charpie. Aucun accident autre que l'assoupissement plus ou moins profond, et une légère inflammation à la plaie, n'eurent lieu pendant les dix premiers jours; le chirurgien faisait même espérer un mieux prochain, lorsqu'un gonflement assez considérable des paupières et de la face, déterminèrent les parents a faire appeler M. Léonardon, chirurgien à Fontenay-le-Comte, lequel, ayant reconnu l'existence d'une lésion grave du crâne, fit amener le blessé à l'hôpital de ladite ville, le 3 mai, treize jours après l'accident. Alors les paupières étaient excessivement gonflées; la plaie, en suppuration, laissait échapper difficilement, à son centre, du pus venant d'un foyer profond. Après avoir débridé légèrement, il reconnut que la région frontale du coronal, dépouillée du péricrâne, était fracturée et enfoncée dans une grande étendue. Prié par lui d'aller voir ce blessé, conjointement avec plusieurs médecins et chirurgiens, nous nous rendîmes à l'hospice le 5 mai, à midi, où nous le trouvâmes dans l'état suivant :

face pâle, bouffie; paupières tuméfiées; assoupissement profond; pupilles dilatées, se contractant à la lumière d'une bougie; respiration suspireuse; pouls petit, peu accéléré; chaleur modérée; ventre tendu, ballonné; mouvements spasmodiques dans les muscles des bras; le centre du front est le siége d'une petite plaie accompagnée d'un enfoncement du coronal assez considérable pour être jugé à l'œil. En attendant l'arrivée de plusieurs autres consultants, je rasai le crâne dans une grande étendue, et je proposai d'inciser largement, afin de mettre à découvert la fracture, qui paraissait s'étendre depuis l'une et l'autre apophyses orbitaires externes, les arcades surciliaires, la bosse nasale inférieurement, et avoir pour limites supérieures les bosses coronales. Ceci étant décidé et pratiqué sur-le-champ, sans que le blessé ait manifesté de douleur, je parvins, conjointement avec M. le docteur Geay, l'un des consultants, parmi lesquels étaient MM. Barbarin, Brisson, Gireaud frères, et plusieurs autres, à soulever la plupart des portions d'os enfoncées, en faisant, avec une forte spatule, un levier du premier genre; l'arcade et une portion de la voûte orbitaire du côté droit, privées d'adhérences, sont enlevées, ainsi que la lame interne du sinus frontal, qui laisse à nu l'extrémité antérieure du sinus longitudinal, par où s'échappe une petite quantité de sang noir. L'arcade surciliaire et orbitaire du côté gauche, n'ayant pu être soulevée, reste enfoncée. La dure-mère, recouverte de quelques caillots que l'on enlève, est ainsi mise à découvert, depuis la région orbitaire droite, jusque vers la gauche, et dans l'étendue de plus de trois centimètres de haut en bas. Je procède au pansement avec une compresse fenestrée, enduite de cérat, que je place entre les lambeaux de la plaie, légèrement rapprochés, et que je recouvre de charpie mollette, de compresses et d'un bandage triangulaire. Immédiatement après l'opération, le blessé manifeste de la sensibilité par quelques cris plaintifs : le pouls se relève; les mouvements spasmodiques des bras cessent. La région hypogastrique paraissant distendue par la réplétion de la vessie, on y introduit une sonde, qui donne issue à environ trois litres d'urine; le ventre est alors souple, non douloureux (diète, décoction de tamarin stibiée à 5 centigrammes par litre).

Le lendemain, 6 mai, la nuit a été assez calme: légère somnolence, aucunes plaintes, plusieurs selles; pouls petit, régulier, peu accéléré; respiration profonde; roideur dans les muscles du dos. La plaie, mise à nu, laisse remarquer que le lobe antérieur et supérieur droit du cerveau, qui était comprimé par les portions d'os extraites la veille, est revenu sur lui-même. Nous parvenons à remettre, dans ses rapports naturels, la portion enfoncée du coronal correspondante au lobe opposé, qui n'avait pu jusque-là être soulevée, et nous nous abstenons de l'enlever, en raison de son adhérence avec les téguments. La plaie est pansée comme la veille, et l'on sonde pour désemplir la vessie paralysée. Les fonctions visuelles ne sont gênées que par le gonflement des paupières. Interrogé sur les circonstances antérieures à l'accident, le blessé répond parfaitement, et il déclare ne pas avoir le souvenir de l'opération qu'on lui a pratiqué la veille (diète, tamarin simple). Le soir, la coloration de la face, la chaleur, le développement et l'accélération du pouls; les selles fréquentes, involontaires, la distension de la vessie, décident à pratiquer une petite saignée, à prescrire de la limonade et à donner issue à l'urine par le cathétérisme. Enfin, des symptômes de gastrohépatite se manifestent; la suppuration de la plaie augmente : je donne issue, le 9 mai, à l'aide d'une petite ponction, à une collection séreuse faisant saillie au devant de l'extrémité antérieure de l'hémisphère cérébral droit, laquelle paraît être le résultat d'une augmentation de sécrétion de l'arachnoïde; on aperçoit, dans les pansements, la lame criblée de l'éthmoïde et l'apophyse crista-galli baignées de pus; la face est plus ou moins bouffie; le teint jaunâtre: on combat tous ces symptômes, et on panse le blessé avec sagesse. Le cathétérisme est continué jusqu'à ce que la vessie ait recouvré sa contractilité; des escharres formées au sacrum et les plaies qui en résultent, sont pansées avec le styrax; peu à peu la suppuration de la plaie du front devient de bonne nature et sa cicatrisation s'opère; la digestion se rétablit; des accidents cérébraux, occasionnés par l'exfoliation de portions osseuses détachées de la voûte orbitaire du côté droit, se dissipent aussitôt leur sortie, qui s'opère avec le pus d'un abcès, et le blessé se rétablit lentement, il est vrai, mais complétement. Sorti de l'hôpital en septembre 1824, c'est-à-dire cinq mois après l'accident, il a recouvré, peu à peu, ses forces, en sorte que l'ayant revu par occasion, le 31 juillet 1825, je le trouvai dans un état d'embonpoint qui le rendait méconnaissable : il se livrait alors depuis environ deux mois à ses travaux habituels ; sa plaie du front, restée longtemps fistuleuse, était entièrement cicatrisée depuis un mois : Bobin ne souffrait plus de la tête ni du ventre, et il avait recouvré l'intégrité de toutes ses fonctions, ainsi que MM. les docteurs Barbarin, Maugue et Léonardon, à qui je l'ai présenté, l'ont constaté avec moi.

Je n'ai rapporté succinctement cette observation, intéressante par la gravité de la lésion, suivie de suppuration de la dure-mère jusque sous les lobes antérieurs du cerveau, et de l'hypersécrétion de l'arachnoïde, formant *une tumeur,* qui a été ponctionnée fructueusement; par la complication *gastro-hépatique sympatique,* sur laquelle s'est souvent arrêtée l'attention des physiologistes et pathologistes, enfin par les heureux résultats obtenus des secours de l'art aidés de la force médicatrice de la nature, que comme un nouvel exemple, ajouté à bien d'autres, qui prouvent que les fractures avec enfoncement, plaie, etc., siégeant au crâne, peuvent être suivies de guérison, tandis que des lésions moins graves en apparence, telles que fêlures par contre-coup, fractures simples au crâne, toujours plus ou moins difficiles à reconnaître (et parfois l'objet d'opérations hasardeuses ou tardives), sont suivies de mort, comme celles des deux observations suivantes.

CINQUIÈME OBSERVATION.

Fracture au crâne par contre-coup : chute de cheval sur la tête ; commotion, épanchement : mort dans la journée. Disjonction de la suture écailleuse du temporal gauche ; déchirement de la dure-mère et de l'artère méningée moyenne.

Hourly, sous-officier au 4e d'artillerie, âgé d'environ 50 ans, fait une chute de cheval à Rennes, en 1831, sur le côté droit de la tête, alors qu'étant lancé au grand trot, il veut tourner court pour passer un pont dont le sol est pavé. Resté sans connaissance, il éprouve bientôt des mouvements convulsifs dans les muscles de la face et du bras droit ; on le transporte à la caserne, où je suis appelé aussitôt : son pouls est irrégulier ; les muscles de la face et des yeux sont en convulsions ; la bouche, écumeuse, présente la forme et l'attitude qu'elle a ordinairement, quand, y ayant introduit un corps brûlant, on veut le refroidir promptement en le promenant dans la bouche, en activant la sortie de l'air du poumon presque comme dans l'action de souffler ; tantôt la langue sort et rentre alternativement, tantôt ces mouvements convulsifs cessent, et bientôt la stupeur survient, l'immobilité, la gêne de la respiration et la mort, malgré les saignées générales et locales employées à la caserne et à l'hôpital militaire, où le blessé avait été promptement transporté. A l'autopsie, on trouve des traces d'ecchymose au côté droit du crâne qui avait porté sur le sol ; au côté gauche, une disjonction de la suture écailleuse du temporal, os qui est écarté du pariétal d'environ huit millimètres supérieurement : celui-ci présente une fêlure de six centimètres, s'étendant de bas en haut, en partant du centre de son bord écailleux. La dure-mère est déchirée en T aux points correspondants (lésion qui donne la mesure de la violence du choc du cerveau, contre la paroi du crâne, qui s'est ouverte en se fracturant) ; l'artère méningée moyenne de la dure-mère, aussi déchirée, a donné lieu à un épanchement sanguin abondant, qui s'étend sur tout l'hémisphère cérébral ; ce qui justifie le diagnostic que j'avais porté, quant à l'existence d'une fracture par contre-coup avec épanchement dont la compression et, par suite, la stupeur, la paralysie aux membres du côté opposé, si le blessé eût vécu, eussent pu réclamer la prompte application du trépan. M. Desruelles aîné, déjà cité, a dû conserve la pièce anatomique, qui n'est pas sans intérêt ; car l'effet du contre-coup, ayant été la fracture perpendiculaire du pariétal, au milieu de son bord écailleux, qui a dû, en s'ouvrant, pousser devant lui la portion écailleuse du temporal, juxta-posée sur sa face externe et laissée, en revenant sur lui-même, écartée de huit millimètres, à sa région supérieure, ne s'est opéré qu'en produisant un mouvement instantané total d'inclinaison, de dedans en dehors du temporal, se traduisant, en outre de l'écartement susdit, par une légère disjonction de la suture occipito-mastoïdienne, en dedans ; de celle du rocher, en haut, et par une torsion, de dedans en dehors, de la suture zygomato-malaire, observés à l'examen.

Je rapporte cette observation, qui démontre les accidents simultanés de la *commotion, de la fracture et de l'épanchement, confondus*, parmi bien d'autres, relatives à des cas de fractures directes ou indirectes du crâne, moins graves en apparence, et qui ont entraîné la mort, en raison surtout du fait rare de la coexistence de disjonction plus ou moins prononcée de sutures, avec une simple fêlure fort peu étendue.

Les auteurs, en général, admettent que si le crâne n'avait pas de parties moins résistantes que d'autres, les fractures par *contre-coup* ne pourraient s'y produire. Nous pensons que pour bien se rendre compte de la pathogénie de ces lésions, il est nécessaire de distinguer la résistance propre à chaque os, d'avec celle résultant de l'assemblage qui constitue le crâne, dont les parois résistent souvent, quoiqu'elles soient minces dans certaines régions, au point d'en être transparentes aux bosses coronales, pariétales et aux fosses occipitales, tandis que d'autres, notamment le *rocher*, épais, peu étendu, formé de substance compacte, lui donnant une force de résistance propre exceptionnelle, d'où lui vient son nom, en raison de la position qu'il occupe à la *base*, se fracture par contre-coup, alors que la *voûte*, qui cède jusqu'à un certain point, sans se rompre, à la violence du choc qu'elle lui transmet, et auquel, cet os, ne pouvant céder, ni résister, se brise. Il faut aussi avoir égard à la nature, plus ou moins dure, et au degré d'inégalité du sol sur lequel le crâne a porté, dans un point plus ou moins restreint ou étendu, ce qui favorise la lésion directe ou indirecte ; au poids du corps, qui imprime en tombant, une impulsion relative (indépendamment de celle qui a pu lui être communiquée) sur les condyles de l'occipital, simultanément et en sens opposé au *contre-coup*, résultant du choc dont l'intensité est en raison directe du carré de la hauteur, et qui détermine la fracture, en avant (à la région basilaire), quand le crâne a porté vers le *vertex;* à droite ou à gauche (au rocher, à l'occipital, au sphénoïde), quand sa voûte a porté à la région opposée.

L'œuf, dont la coque homogène est d'égale épaisseur, a une force de résistance relative bien différente, selon les régions; grande, quand elle s'oppose à une puissance agissant directement, en sens contraire, à ses extrémités en forme de voûte ; petite, lorsqu'elle s'exerce latéralement, comme le *contre-coup latéral*, que je viens de relater, en est un bel exemple se rapportant à l'ovale du crâne.

Dans le cours de l'hiver de 1839 à 1840, ayant examiné, dans une salle de clinique, un homme qui, ayant fait une chute sur le côté gauche de la tête, qui avait produit sur le coup, la perte de connaissance qu'il avait recouvrée deux jours après (*accident de la commotion*), et noté, qu'un suintement sanguinolent s'opérait néanmoins par l'oreille droite, quand, sept jours après, j'appris, que le blessé, retombé subitement dans un état de stupeur, était mort (*accidents de la fracture*), je ne pus m'empêcher de s'écrier, en entrant dans l'amphithéâtre, où un professeur éminent, devenu célèbre, ne pensant pas à l'existence d'une fracture, discourait, en présence de son nombreux auditoire, sur le cerveau du mort, qu'il tenait à la main, dans la calotte du crâne incomplétement détachée, je ne puis m'empêcher de s'écrier, dis-je, que cet homme avait une fracture du rocher; ce à quoi il répondit : *c'est possible !* et moi, me portant précipitamment derrière lui et mettant le doigt dessus : *la voilà* ! Puis, j'expliquai sur quoi j'avais basé mon prompt jugement, entièrement confirmé, car, ainsi que je le supposais, pour l'avoir observé, eu égard à la région de la tête qui avait porté sur le sol, et, par suite, à celle où avait dû se produire le *contre-coup*, la fêlure se prolongeait sur l'occipital, en croisant la gouttière du sinus latéral, qu'elle dépassait d'environ trois centimètres, l'un, au moins, des os avec lesquels le rocher est en rapport, participant ordinairement, dans ce cas, à la lésion, qui ne se limite jamais à cette partie seule de l'os temporal : de là l'*importance*, après la rémission ou la cessation des accidents de la commotion, du *suintement sanguinolent persistant* par l'un des conduits auditifs (notamment du côté présumé du contre-coup), comme *signe presque certain* de l'existence de la fracture indirecte à la base du crâne. Le baron Dupuytren, dont *les leçons orales*, *les aphorismes* (*Journ. des Conn. méd. chirurg.*, n° de septembre 1840, p. 97), ne disent rien à ce sujet, aurait pourtant admis ce signe, d'après une *note isolée* de quelques mots insérés dans un *numéro* dudit journal, de date bien postérieure à l'époque du fait que je viens de rapporter, comme le baron Boyer (*Maladies chirurgicales*, 2e édit., t. V. 1822) et la plupart des auteurs l'ont admis, en le rangeant parmi les *signes rationnels*, sans en préciser l'importance, que j'ai bien des fois constatée, depuis l'année 1818, que j'ai observé le premier cas de ce genre à la clinique de M. Kayser, à l'hôpital militaire de Lille, sur un soldat qui, ayant été atteint, au côté droit de la tête, par une aile de moulin à vent, avait conservé pendant la durée, à divers degrés, des accidents cérébraux, un suintement sanguinolent par l'oreille gauche, côté où l'autopsie a fait reconnaître une fêlure au rocher et à l'occipital. — Pendant l'été de 1837, à Briançon, un sous-officier du 20e léger, tombe en ville, d'un escalier, au pied duquel il est trouvé mort le matin. On ignore les circonstances, le temps qu'il a pu vivre. Le côté gauche de la tête, qui a porté, présente sous les téguments, des traces d'ecchymose résultant de la contusion. Il a, comme dans les violentes commotions cérébrales, des traces de saignement aux narines et aux conduits auditifs, notamment à l'oreille du côté droit, d'où le sang a coulé le long du cou, et où MM. les docteurs Biston, Fickelscherer et moi, reconnaissons l'existence d'une fêlure oblique au rocher, se prolongeant sur l'occipital, en croisant la gouttière du sinus latéral. Le cerveau et les méninges, sont sensiblement congestionnés. Si cet homme eût vécu quelque temps et présenté de la rémission dans les accidents de la commotion, le saignement continuant néanmoins par l'oreille correspondant à la fracture présumée, en fut devenu le *signe pathognomonique.* — J'ai vu aussi, en 1825, à l'hôpital de Fontenay-le-Comte, un soldat de mon régiment (*alors chasseurs de la Marne*, 12ᵉ), qui, ayant fait une chute de cheval sur le côté droit de la tête, y avait été transporté dans un état de stupeur résultant de la *commotion cérébrale*, reprendre connaissance, après quelques jours, sous l'influence des saignées, des révulsifs, etc.; présenter ensuite les apparences de la convalescence : ne se plaignant plus de la tête, mangeant la demi-portion d'aliments, restant levé, et se promenant au jardin, depuis plusieurs jours, tout en conservant un *suintement sanguinolent par l'oreille gauche,* retomber subitement dans la stupeur et mourir dans la journée. L'autopsie, à laquelle assistait M. Léonardon, nous fit reconnaître : à gauche, l'existence d'une fêlure au rocher s'étendant à l'occipital; une légère injection des méninges et du cerveau, à cette région, dont l'inflammation prompte momentanée, n'avait laissé que peu de traces : *mors spasmum solvit.*

D'après ces données, on doit donc être très-réservé, et user *judicieusement* et *préventivement*, dans ce cas, notamment pendant la durée du suintement susdit, du traitement général mentionné au bas de la page 8, pour les fractures directes, et énergiquement appliqué aux sujets des 9e *et* 10e *observations* (1), sans attendre les accidents, en ce qu'ils marchent ordinairement avec tant de rapidité, que l'art devient impuissant, bien qu'il n'existe généralement qu'une *fêlure à la base du crâne*, qui peut rester inaperçue (quand surtout on n'en soupçonne pas l'existence) ; un peu de sérosité sanguinolente provenant du diploé, d'injection aux méninges et au cerveau, qui peuvent être rapportées à une autre cause qu'à la lésion (quand elle est méconnue à l'autopsie), et paraître même insuffisantes pour expliquer la mort, qui en résulte généralement, la fêlure et sa guérison, ne pouvant d'ailleurs être constatées sur le vivant ; sa consolidation est mise en évidence sur des pièces anatomiques. L'erreur dont il s'agit plus haut, a donc pu être commise bien des fois par des médecins expérimentés ; elle serait surtout ici bien excusable d'ailleurs, quand même Hippocrate n'aurait pas dit : *Experientia fallax, judicium difficile* (Aphor. I, section I). Raison de plus pour y arrêter son attention au profit de la science dans l'intérêt de l'humanité.

---

(1) « Dans les commotions du cerveau, le traitement doit être, 1o déplétif du système sanguin ; 2o révulsif sur le canal intestinal ; 3o dérivatif sur la peau. — Quand l'émétique, à 10, 15, 20 centigrammes, n'agit pas, les purgatifs huileux réussissent bien. » (*Dupuytren : Aphor., cités*).

SIXIÈME OBSERVATION.

Fracture directe du crâne avec plaie et enfoncement produits par l'action violente d'un corps anguleux ; opération du trépan tardive : mort.

Le 22 avril 1828, à Verdun, le nommé Noble, âgé de 32 ans, natif de Sarrelouis (Moselle), bien constitué, tempérament bilieux, trompette au 12e régiment de chasseurs, reçut dans une rixe, au côté antérieur gauche de la tête, près l'extrémité de la suture fronto-pariétale, un violent coup de poing, armé d'une pierre anguleuse. Renversé sans connaissance, il revint promptement à lui, et retourna à la caserne, où il se déclara malade le lendemain. A mon examen, je reconnus à la région sus-indiquée, l'existence d'une plaie en V d'environ un centimètre d'étendue sur les côtés d'un petit lambeau anguleux déprimé, qui me permit de reconnaître, avec un stylet, que le crâne était fracturé et enfoncé. Bien que le blessé désirât rester à la chambre, prétendant qu'il ne souffrait pas, je le fis conduire immédiatement à l'hôpital, où je l'accompagnai pour faire connaître la nature de la lésion et la nécessité de faire appeler le chirurgien en chef pour pratiquer l'opération du trépan. Arrivé près du blessé, où je l'attendais, M. Boyer, incertain sur l'existence de la lésion que j'avais reconnue, crut pouvoir temporiser, malgré mon avis contraire, et se borner à l'emploi de la saignée, jointe à la diète, à une boisson rafraîchissante, laxative, et à un pansement simple. Le surlendemain, le blessé ayant été agité, M. Boyer débrida la plaie devenue sensible, en pratiquant trois incisions de deux centimètres environ, une dans la direction de l'angle du V, les deux autres en prolongeant les côtés de la plaie, de façon à ce qu'elle représentât trois dents de loup. Bien qu'il eût reconnu alors avec le doigt l'existence de la fracture avec enfoncement, il ne se décida à appliquer deux couronnes de trépan que le quatrième jour, les accidents cérébraux allant croissant, malgré une seconde saignée, la diète, etc. Ayant assisté à l'opération, que je dirigeai en partie (1), j'enlevai plusieurs esquilles qui blessaient les membranes du cerveau ; la plaie fut pansée mollement avec une compresse fenestrée enduite de cérat et de la charpie : une troisième saignée fut pratiquée ; mais il était trop tard : l'inflammation existante, trop mollement combattue d'abord, ne fit que s'accroître à la suite de l'opération ; l'encéphalite, le coma, survinrent, et le blessé mourut le 11 mai, dix neuvième jour. L'autopsie démontra que la région antérieure externe de l'hémisphère cérébral gauche, qui correspondait à la fracture, était ramollie et en suppuration à sa superficie.

(1) L'âge avancé de M. Boyer lui avait affaibli le sens de la vue et diminué la certitude de la main, si nécessaires au chirurgien.

SEPTIÈME OBSERVATION.

Fracture au crâne avec enfoncement et plaie, produits par un coup de marteau : commotion momentanée; application immédiate de deux couronnes de trépan pour extraire les fragments enfoncés : guérison prompte sans accidents.

Dans le cours de l'été de 1830, un des soldats de la 6ᵉ compagnie d'ouvriers d'artillerie, commandée par M. le capitaine Leroi (devenu colonel), et en garnison à Lafère, s'étant pris de querelle avec un de ses camarades dans les ateliers de l'arsenal où il travaillait, reçut de son adversaire un violent coup de marteau, *dit rivoir*, par l'un des angles de l'extrémité aplatie, sur la région antérieure gauche de la tête. Tombé sur le coup sans connaissance, il revint promptement à lui et fut conduit aussitôt à l'hôpital, où MM. les docteurs de Mommerot, Stoëckly, chirurgien-major du 4ᵉ d'artillerie, et moi, le visitâmes peu de temps après et reconnûmes une lésion en tous points semblable à celle qui a fait le sujet de l'observation précédente, c'est-à-dire, l'existence d'une plaie en V, d'un centimètre et demi environ, sur chaque côté d'un lambeau anguleux déprimé, qui permet d'explorer le crâne avec un stylet, et de diagnostiquer l'existence d'une fracture avec enfoncement vers l'extrémité gauche de la suture fronto-pariétale. Étant d'avis unanime qu'il fallait trépaner, nous fîmes de suite trois incisions au cuir chevelu, une dans la direction de l'angle du V que présentait la plaie, et deux autres en prolongeant les côtés de ladite plaie, de façon à avoir trois lambeaux anguleux, que nous disséquâmes pour mettre suffisamment à découvert la lésion du crâne. Deux couronnes sont appliquées de façon à n'enlever que deux segments du crâne constituant le bord de l'enfoncement; les esquilles sont bientôt extraites à l'aide de l'élévatoire; une portion triangulaire très-aiguë de la table interne du crâne, entièrement libre, est enlevée par moi, après que j'en eus coupé avec des ciseaux les angles, pour en diminuer l'étendue et en faciliter la sortie. On rapproche ensuite modérément les lambeaux du cuir chevelu, et on panse la plaie avec une compresse fenestrée enduite de cérat, et recouverte de charpie mollette maintenue avec quelques compresses et un bandage triangulaire. On place le blessé convenablement dans son lit; on le saigne quelques heures après l'opération. Une diète absolue, de la limonade et une potion calmante sont prescrites. Aucun accident ne survint; la plaie entra en bonne suppuration quelques jours après, et marcha sans obstacle vers la guérison, qui s'opéra en cinq semaines, sans autres soins que des pansements méthodiques, quelques jours de diète, suivis d'un régime approprié. Sorti de l'hôpital, et réformé ultérieurement pour perte de substance au crâne, je le revis, gros et gras, à Laon, au commencement de 1831, où il m'apprit qu'il était sujet à éprouver des maux de tête, lors des changements de temps; la cicatrice était solide et résistante à la pression.

M. le docteur Marmy, quand il était aide-major, a pratiqué avec succès, en 1844, l'opération du trépan, à l'hôpital de Phalsbourg, dans un cas de fracture directe, avec enfoncement large et profond du pariétal gauche, stupeur et paralysie du bras droit. Le même jour de l'accident, après l'emploi des saignées, générale et locale, deux couronnes ont été appliquées de façon à n'enlever que deux segments du crâne constituant le bord de l'enfoncement, comme je viens de dire que cela a été fait en 1830, sur le sujet de la 7e observation, et ainsi qu'on doit le faire, autant que possible, pour restreindre la perte de substance.

Si l'on s'était toujours décidé aussi promptement à pratiquer l'opération du trépan, dans les cas de fracture au crâne, qui pouvaient la nécessiter, on aurait eu bien moins d'insuccès, selon nous, et la plupart des praticiens ne seraient plus dans l'incertitude sur le degré d'utilité d'une opération, grave à la vérité, mais dont le succès dépend surtout de la promptitude que l'on met à y recourir, pour enlever les causes physiques d'irritation avant que leurs effets soient produits, autrement l'opération devient cause d'aggravation, qui hâte fréquemment la mort, à moins que l'inflammation modérée ou arrivée à suppuration, ne soit localisée, comme chez le sujet de la quatrième observation et chez celui de l'observation suivante.

HUITIÈME OBSERVATION.

Fracture directe au crâne avec plaie au-dessus de la tempe gauche : stupeur pendant plusieurs jours; incision des téguments pour extraire quelques fragments; disparition complète des accidents; embonpoint et apparences de la meilleure santé, malgré l'existence d'un foyer interne, entretenant au centre de la cicatrice de la plaie une fistule qui nécessite, trois mois après, l'opération du trépan pour arriver à la guérison.

Rinder (Jean-Pierre), jeune soldat de la classe de 1839, a fait une route à pied pour rejoindre le 15ᵉ d'artillerie-pontonniers, le 19 septembre 1840 : il est doué d'une forte constitution, d'un embonpoint notable, jouit de l'intégrité de ses facultés sensitives et intellectuelles, bien qu'il ait au-dessus de la tempe gauche, au centre d'une cicatrice irrégulière, une petite plaie fistuleuse qui fournit journellement une certaine quantité de pus phlegmoneux et qui laisse pénétrer, par son trajet étroit, un stylet jusqu'à six centimètres de profondeur dans l'intérieur du crâne, perpendiculairement à sa surface. Cette plaie est la suite d'une fracture directe produite par un coup de bâton, reçu trois mois auparavant, laquelle lui avait fait perdre connaissance pendant plusieurs jours, avait nécessité un traitement antiphlogiste énergique et plusieurs incisions au cuir chevelu. Envoyé immédiatement à l'hôpital militaire, de nombreux médecins et chirurgiens distingués, la plupart professeurs, réunis en consultation le 7 octobre 1840, émettent presque généralement l'avis qu'il doit y avoir maladie à la table interne de l'os pariétal, accumulation de pus entre elle et la dure-mère, déprimée sur le cerveau (1), et qu'il y a lieu de trépaner. Bien que la nature du pus, l'impossibilité de dévier le stylet de la direction de la plaie dans laquelle il semble étroitement logé jusque dans l'intérieur du crâne, et le souvenir d'une plaie analogue, qui pénétrait profondément dans le cerveau, reconnue par moi sur un blessé que j'étais chargé de panser à l'hôpital militaire de Givet, en 1821 (voyez l'observation suivante), m'éloignassent de l'avis des préopinants : quant à l'existence de carie à la table interne du pariétal, je me prononçai pour que l'on mît le crâne à nu et pour que l'on trépanât au besoin. L'opération étant décidée, on incise crucialement le cuir chevelu, et l'on met à découvert cette partie du crâne, dont la surface est un peu rugueuse et plus vasculaire que dans l'état normal. Le trou qui y

(1) Bien que je connaisse des cas de compression graduelle assez considérable du cerveau, sans trouble marqué des facultés sensitives et intellectuelles pendant un certain temps, celle-ci ne me paraissait pas probable, attendu qu'une dépression de six centimètres de la dure-mère sur le cerveau, qu'il fallait supposer, puisque le stylet pénétrait de toute cette longueur dans l'intérieur du crâne, perpendiculairement à sa surface, aurait bien certainement anéanti les fonctions du *sensorium commune* (Voyez *Annales de la médecine physiologique* ; t. XI, p. 58, 1er *trimestre* 1827 ; *Observation d'une tumeur sarcomateuse du crâne, que j'ai publiée à cette époque*).

existe est très-étroit, et l'os a partout la consistance ordinaire. Étant placé près de l'opérateur, j'émets l'avis d'y appliquer une couronne de trépan, qui comprendrait l'orifice fistuleux de l'os, en y engageant la pyramide pour la fixer; mais mon avis est rejeté. On trépane à six millimètres au-dessus et en arrière, et l'on est désappointé en trouvant la dure-mère saine et contiguë à cette région du crâne, dont la table interne de la partie enlevée avec la couronne est seulement un peu rugueuse. Une seconde couronne, appliquée au côté opposé du trou fistuleux, a le même résultat. Le pont qui en résulte, dans lequel se trouve l'orifice pathologique de l'os, est laborieusement enlevé avec des rugines, et l'on met ainsi à découvert l'orifice fistuleux de la dure-mère, qui adhérait légèrement au pourtour de celui du crâne. On y pratique une petite incision cruciale, qui permet à quelque peu de pus de bonne nature de s'échapper immédiatement, et l'on panse méthodiquement, en rapprochant légèrement les lambeaux. La diète, des boissons rafraîchissantes et le repos dans un lit garni de rideaux, la tête élevée et favorablement inclinée pour la sortie du pus, sont prescrits; une saignée est pratiquée ultérieurement, pour tempérer l'inflammation, qui a été peu prononcée; la suppuration de la plaie et l'émission du pus du foyer interne se sont bien établis, de telle sorte que le malade a guéri sans accident, et que, réformé le 19 décembre 1840, pour cicatrice et perte de substance au crâne, il est sorti de l'hôpital le 26, pour se rendre dans ses foyers.

Ce fait est remarquable sous le rapport physiologico-pathologique, autant par la coïncidence d'une bonne santé avec l'existence d'un foyer purulent à la périphérie du cerveau, que par la formation même de celui-ci. Tout porte à croire qu'un travail de suppuration, occasionné par la lésion du crâne, s'étant formé dans les anfractuosités cérébrales ou dans la substance même du cerveau, le pus se sera fait jour au dehors dans les premiers temps de la fracture, et qu'il en sera résulté une plaie fistuleuse, entretenue par le pus du foyer interne, qui, n'ayant pu se vider complétement au dehors, en raison de l'étroitesse de la plaie, aura continué à s'échapper journellement par cette issue, sans se tarir, jusqu'à ce qu'une voie plus large lui ayant été ouverte par une opération, le foyer se soit vidé complétement.

NEUVIÈME OBSERVATION.

Plaie d'arme à feu, avec fracture comminutive, à la région antérieure gauche du crâne : état de stupeur pendant un mois, durant lequel on extrait des esquilles, on combat les accidents cérébraux, par les saignées, etc., et l'on s'abstient d'appliquer le trépan, mis en question ; cicatrisation des plaies, dont une reste fistuleuse ; apparence de santé pendant treize mois, malgré la présence, dans le cerveau, d'un corps étranger reconnu au dix-neuvième mois ; accidents épileptiformes ; application, en désespoir de cause, d'une couronne de trépan, mort au vingtième mois.

M**, âgé de 22 ans, soldat au 20e régiment d'infanterie légère, en butte à une plaie fistuleuse pénétrante, contiguë à deux cicatrices adhérentes, plus ou moins enfoncées, à la région latérale gauche de la tête, vers la suture de l'angle antérieur et inférieur du pariétal avec le coronal, résultant d'un coup de feu, reçu, 13 mois environ auparavant, dans une manœuvre, à Épinal, offre les apparences d'une bonne santé, jouit de l'intégrité de ses facultés mentales et a fait route, en partie à pied, avec le dépôt de son régiment, pour arriver en garnison à Givet, vers le milieu d'avril 1821. Ne pouvant porter son schako, en raison de sa plaie, plus ou moins sensible et qui suinte, il est envoyé à l'hôpital militaire dudit lieu, le 4 mai 1821, où il raconte, qu'ayant perdu l'usage de ses sens, sur le coup, il avait été transporté à l'hôpital d'Épinal, où il n'avait recouvré connaissance qu'un mois après, pendant lequel plusieurs esquilles avaient été extraites de deux plaies ; il avait été saigné, soumis à un traitement simple, énergique, l'opération du trépan, mise d'abord en question, n'ayant pas été pratiquée ; et qu'il en était sorti, après neuf mois de séjour, deux de ses plaies étant cicatrisées, la troisième ayant conservé un point fistuleux, et n'éprouvant qu'un léger mal de tête continu, dont il n'avait pu s'affranchir.

Bien que l'ancienneté de cette plaie, résultant d'un coup de feu, dont la cartouche ne devait pas avoir de projectile ; la bonne qualité du pus l'im; possibilité de faire pénétrer un stylet, au delà de quelques millimètres, dans l'intérieur du crâne ; la gravité des accidents primitifs, accompagnés d'un état de stupeur pendant un mois, semblassent annoncer la persistance d'une cause indépendante de toute maladie de l'os, et indiquer la présence d'un corps étranger dans l'intérieur du crâne, on n'en avait pas la certitude, et, dans le doute, on s'en tînt à une médecine expectante, consistant en un régime doux et en pansements simples, dont je fus chargé, par M. Zinck, chirurgien-major. Ensuite, l'état du blessé restant le même, ainsi que la suppuration modérée, de bonne nature, de la plaie fistuleuse, et les tentatives infructueuses que l'on faisait, de temps en temps, avec ménagement, pour y faire pénétrer un stylet plus avant, ne pouvaient qu'engager à persévérer dans les soins d'expectation. Vers la fin de mai, après quelque peu de tension et de gonflement, une des cicatrices avoisinant la plaie, se déchira, pour donner issue à une petite esquille, sans nuire à l'état satisfaisant du sujet, qui ne changea, tout à coup, que le 24 juin, par l'invasion d'une douleur intense, siégeant principalement au fond de la fistule, avec gonflement et coloration de la joue correspondante. On eut recours, dès lors, avec avantage, à la diète absolue, à une forte saignée, à un pédiluve; puis, à l'application de nombreuses sangsues aux environs de la plaie, à une boisson émélitée à 5 centigrammes par litre, et à l'application de cataplasmes émollients. Ces accidents, qui faisaient concevoir de justes inquiétudes, sur le sort du blessé, furent bientôt suivis de mouvements convulsifs, par accès de 8 à 12 minutes, tantôt répétés plusieurs fois dans les 24 heures, et tantôt à des intervalles de plusieurs jours, précédés par l'*aura epileptica*, permettant de faire respirer l'alcali volatil, pour atténuer ou prévenir lesdits accès. M. Zinck fit alors une incision cruciale, comprenant l'orifice de la fistule rétrécie, dans le but de favoriser la sortie du pus, d'explorer l'os et d'essayer de sonder à fond la plaie, sans autre résultat que les précédents. Les maux de tête persistaient, les accès convulsifs se renouvelaient, les plaies résultant des incisions, s'étaient en partie cicatrisées, la suppuration de la fistule continuait, et ces accidents étaient combattus par un régime sévère, les applications de sangsues, les boissons délayantes, les potions anodines, etc., avec quelque avantage, quand je parvins, le 13 octobre, pendant un pansement, à introduire un stylet horizontalement et obliquement, d'avant en arrière et de dehors en dedans, jusqu'à six centimètres environ dans l'hémisphère cérébral, où il s'arrêta sur un corps dur, qui aurait pu être rapporté à la portion pierreuse dénudée du temporal, si la direction de l'instrument n'en eût été bien éloignée. C'était évidemment un corps étranger, qui n'était pas une balle ordinaire, ni un autre corps métallique. J'en fis part de suite à M. Zinck, qui confirma aussitôt mon jugement, ainsi que M. Busnel, chirurgien-aide-major, et les autres officiers de santé. Ce corps paraissait être situé au voisinage de la voûte du ventricule latérale gauche. Bien que l'on considérât, depuis longtemps, le blessé comme perdu; qu'il fût probable que le corps étranger fût fixé par un kyste, le patient sollicitant vivement l'application du trépan, dont il avait souvent entendu parler, et dans laquelle il voyait son unique moyen de salut, et cette opération paraissant indiquée, fut pratiquée, en désespoir de cause, par M. Zinck, qui appliqua une large couronne, comprenant l'orifice fistuleux de l'os, adhérant à la dure-mère, qu'il incisa crucialement, et il abandonna ensuite, le reste, aux forces médicatrices de la nature, en pansant méthodiquement, et en maintenant la tête dans une position déclive du côté de la plaie. Les accidents continuèrent à marcher, et le blessé mourut le 14 novembre 1821, dans un état de stupeur existant depuis plusieurs jours.

Comme j'avais été chargé de le panser, je le fus également, d'en faire l'autopsie, par ordre et en présence de M. Zinck, assisté de M. Busnel et de mes collègues. Elle démontra que la dure-mère était adhérente au crâne, dont la table interne était rugueuse, dans toute la région fracturée ; que le trajet fistuleux existant dans la substance du cerveau, légèrement ramollie tout le long de la plaie, s'arrêtait à un morceau de quartz arrondi, lisse, d'environ 13 à 14 millimètres de diamètre, étroitement enveloppé d'un kyste, composé d'une substance analogue, mais plus dense, que celle de la couche corticale, ayant trois millimètres d'épaisseur, une ouverture de six millimètres du côté de la plaie, et à l'opposé, une autre petite ouverture correspondant à la paroi d'un abcès, contenant à peu près 90 grammes de pus verdâtre, qui avait fusé dans le ventricule latéral correspondant. Le caillou n'a pu être extrait qu'en déchirant le kyste très-résistant, et le reste de la masse cérébrale, ne présentait rien autre à noter, qu'un prolongement d'un centimètre environ de la substance du kyste, antérieurement et postérieurement, dans le cerveau, paraissant être la la conséquence du rapprochement et de l'adhésion de ses parois, opérés, à mesure de la résorption du sang épanché et caillé, au début, autour du corps étranger, *arrondi, lisse, inaltérable et inabsorbable,* qui aura fini par être étroitement enveloppé par lui (1).

Ce fait démontre que la stupeur, qui a duré un mois, au début, dépendait moins de la lésion profonde du cerveau, de la présence d'un projectile dans sa substance, que de la commotion, de la compression par l'épanchement sanguin et de l'inflammation, les facultés mentales et locomotrices, ayant été recouvrées sitôt l'atténuation, sinon la cessation complète, de ces dernières causes, et ayant continué ensuite à s'exercer librement, malgré la susdite plaie en suppuration, et le corps étranger dans la substance médullaire de l'un des

(1) On peut voir, sur ce sujet, *Mémoires de médecine militaire,* t. XII, première série, p. 221 et suivantes : *Notice de M. Zinck,* dans laquelle j'ai puisé, et *note du rédacteur.*

hémisphères, jusqu'à ce qu'une irritation nouvelle, occasionnée sans doute par sa présence, secondée par le séjour inactif du blessé à l'hôpital, dont le régime est succulent comparé à celui de la caserne, etc., en favorisant la tendance à la congestion vers la tête, ne contribuât à produire des accès épileptiformes, puis un phlegmon suppuré, le retour de la stupeur et la mort.

Nous sommes donc d'avis que cet homme eût vécu plus longtemps, en continuant le régime et l'activité qu'il prenait sans inconvénients à son corps, avec lequel il avait même voyagé en partie à pied.'

Toutefois, si l'on eût appliqué le trépan, pendant les premiers jours de la lésion, ainsi qu'on eût dû le faire avec assurance, dans ce cas, le corps étranger eût été alors facile à reconnaître, et la position déclive de la tête, du côté de la plaie, eût pu suffire, sinon pour favoriser sa sortie spontanée, du moins, son extraction avec nos instruments perfectionnés, et le blessé, qui a vécu *dix-huit mois et demi,* dont *treize*, sans autre incommodité qu'une légère céphalalgie et sa plaie, eût pu se rétablir, comme les sujets de l'observation précédente et de celle qui suit.

DIXIÈME OBSERVATION.

Plaie par instrument piquant et tranchant, pénétrant de 57 millimètres, à la région pariétale droite du crâne (1).

(Le blessé étourdi sur le coup, se rappelle les efforts que l'on a dû faire pour extraire le corps étranger : bientôt strabisme, insensibilité de l'œil gauche, hémiplégie, encéphalo-méningite ; accidents combattus fructueusement par les saignées générales et locales répétées, par les révulsifs sur l'intestin et les dérivatifs sur les extrémités inférieures).

Jean M***, d'une constitution robuste, âgé de 25 ans, natif de Thumeries, canton du Pont-à-Marq (Nord), sapeur au 1er régiment du génie, est apporté, le 1er mars 1847, à l'hôpital militaire de Tlemcen, à neuf heures et demie du soir, un instant après avoir reçu, de l'un de ses camarades avec qui il se querellait, un coup de couteau dont la lame, large de 22 millimètres, avait pénétré perpendiculairement à la région antérieure, moyenne du pariétal droit, jusqu'à 57 millimètres de sa pointe peu effilée. L'instrument resté implanté dans le crâne, n'avait pu en être extrait, plusieurs minutes après, en présence et sous la direction de M. Marlier, chirurgien sous-aide appelé sur les lieux, qu'avec les plus grands efforts de la part d'un homme robuste. Aussitôt après, un saignement provenant de rameaux artériels de l'extérieur, plutôt que de l'inté-

(1) Extrait du 10e vol., 2e série, p. 336 et suiv. des *Mémoires de médecine, chirurgie et pharmacie militaires.*

rieur du crâne, s'était manifesté par la plaie, en sorte que le blessé, que je visitai dès son entrée à l'hôpital, avait la tête, la chemise et la poitrine, ensanglantées. Il avait conservé sa connaissance; la pupille de l'œil gauche, très-dilatée, ne se contractait pas à la lumière d'une bougie, tandis que celle de l'œil droit, dont le globe était un peu dévié, paraissait être à l'état normal. Le bras et la jambe gauches étaient incomplétement paralysés, et le blessé un peu agité, autant par suite de la blessure, que par un commencement d'ivresse, éprouvait un besoin irrésistible, que j'attribuai à la compression cérébrale, de se livrer au sommeil et de se coucher du côté lésé; ce qui lui fut accordé dès que le pourtour de la plaie, dirigée d'avant en arrière, fut rasé, et le pansement avec le diachylon en sparadrap, achevé. Le pouls, plutôt lent qu'accéléré, était régulier, et il éprouvait des pandiculations. Après avoir placé sa tête convenablement sur un oreiller, je recommandai au chirurgien de garde de lui pratiquer, une heure après, une saignée de 700 grammes; de lui faire tenir les pieds chauds et donner de la limonade. A la suite de la saignée, M*** resta tranquille, dans un état somnolent, pendant presque toute la nuit, durant laquelle il demanda cependant, plusieurs fois, à boire et l'urinoir à l'infirmier de garde, qu'il pria aussi de lui tirer le bras gauche, engourdi.

Le 2, à ma visite de sept heures du matin, il est dans un état somnolent, dont il sort facilement pour répondre aux questions qu'on lui adresse ; les pupilles sont légèrement et uniformément dilatées ; mais quand il veut regarder devant lui, les globes oculaires se tournent en haut, où il parvient à compter les doigts de la main que je lui présente ; le bras gauche est incomplétement paralysé, et le membre abdominal correspondant, paresseux ; la langue, déviée à gauche, est un peu embarrassée ; le pouls, à peine accéléré, est plein. — Une saignée de 400 grammes le fait baisser et diminue la fréquence des élancements qu'il éprouve à la tête, au moindre mouvement. M*** parle ensuite aux malades couchés près de son lit, il se tourne tantôt sur le côté droit, tantôt sur le côté gauche, avec l'aide d'un infirmier. Dans la journée, la réaction s'opère ; la face se colore, le pouls s'accélère un peu, l'œil droit se dévie en dedans, la bouche et la langue à gauche, et la prononciation s'embarrasse, la somnolence continue ; il accuse de la douleur dans la région postérieure du cou, dans certaines positions de la tête. — Réitération de la saignée à trois heures et demie, jusqu'à 500 grammes ; le pouls s'est élevé et accéléré, pendant l'effusion du sang. Le blessé paraît s'inquiéter de son état ; il demande s'il guérira : sa respiration est profonde ; la somnolence est un peu diminuée. A huit heures et demie du soir, le pouls est élevé et accéléré, la peau chaude, le strabisme gauche un peu moins prononcé. — Je réitère la saignée jusqu'à 350 grammes seulement, en raison des pendiculations, de la sueur, de la soif, en un mot, d'une tendance à la syncope, qui survient pendant l'écoulement du sang.

La nuit du 2 au 3 est un peu agitée, quoique sans délire; M*** demande souvent à boire, il urine. Le matin, continuation de la somnolence, accompagnée de respiration légèrement ronflante; coloration moindre de la face; chaleur presque naturelle; pouls souple, à peu près normal. Le strabisme de l'œil droit a disparu en partie; les pupilles sont légèrement dilatées et paresseuses : la vision s'opère néanmoins. Le blessé présente la main gauche, qui lui est demandée, en faisant un peu d'effort, qui se traduit en partie par la contraction des muscles de la joue droite; il ferme souvent avec force les paupières de ce côté; l'embarras de la langue, toujours légèrement déviée à gauche, est moindre dans la prononciation; la déglutition s'opère toujours bien; la douleur de tète ne se fait sentir que dans les mouvements; la soif est moindre que pendant la nuit. En somme, il y a une légère amélioration : sa tète n'est pas chaude; il la remue, et il est couché de préférence sur le côté gauche. — Un lavement laxatif lui procure une selle dans la matinée; il a demandé le bassin. A trois heures, il n'est pas assoupi, il a le pouls bon, ainsi que le regard; les pupilles sont moins dilatées, la langue est moins déjetée à gauche; le blessé contracte toujours les muscles de la joue droite et ferme les paupières correspondantes, lorsqu'il veut lever le bras gauche semi-paralysé, qu'il soulève avec la main droite; il éprouve encore de la soif. A huit heures et demie du soir, je le trouve couché sur le côté gauche, les yeux bons, parallèles, bien ouverts, parlant facilement, buvant avec avidité de la limonade, ayant le pouls presque naturel, les joues peu colorées et la chaleur presque normale ; il prend lui-même le gobelet pour boire, et me dit qu'il espère fumer encore du tabac de son pays.

Le 4, au matin : la nuit a été un peu agitée ; il a eu du délire passager ; la soif a persisté ; il s'est plaint de la tête. A ma visite, les joues sont colorées, la peau chaude, le pouls élevé, plein, légèrement accéléré. Le malade déclare ressentir une douleur intérieure à la région pariétale postérieure du côté lésé ; il y a une légère stupeur, avec respiration ronflante, analogue à celle que l'on observe dans la fièvre typhoïde ; pupilles un peu dilatées, lèvres muqueuses, légère déviation de la langue à gauche, qui explique la gêne de la prononciation. Du reste, liberté des facultés intellectuelles. — Diète, saignée de 500 grammes, qui soulage, et dont on a mesuré la quantité sur l'état du pouls pendant sa durée ; limonade tartrique, lavement laxatif. A trois heures du soir, il s'éveille quand j'appelle son attention ; pouls légèrement accéléré et souple, coloration modérée de la face, soif ; le lavement a procuré une selle, le malade s'est plaint souvent de douleurs dans le côté droit de la tête, où je fais appliquer dix sangsues, en haut de la jugulaire droite ; le bras gauche est plus pesant que jamais. A huit heures et demie du soir, il est assez bien, son regard est bon ; il se couche presque de lui-même sur le côté droit, et il dit que les sangsues lui ont fait du bien. Je laisse cependant couler la saignée jusqu'à environ 100 gram.

Le 5, au matin : il a déliré la nuit vers trois heures, malgré une propension au sommeil, sans ronflement. A ma visite, langue moins embarrassée, face peu colorée, chaleur modérée, soif. La stupeur de la veille, en partie dissipée, est remplacée par de la loquacité ; il dit qu'il se sent faible, bien qu'il se retourne presque de lui-même dans son lit, tandis que la veille au matin il avait besoin d'être aidé ; il ressent encore de la douleur au côté droit de la tête, dans certaines positions et certains mouvements ; il éprouve de la roideur à la région antérieure du cou ; le bras gauche est entièrement paralysé, privé de sensibilité ; la jambe, engourdie, a conservé des mouvements assez bornés. — Diète ; limonade tartrique, lavement laxatif, qui lui a donné envie d'aller à la selle, mais qui n'a pas été rendu, le malade ayant craint de salir son lit. A trois heures du soir, il est calme et parle bien ; la chaleur est presque normale ; mais il se plaint de la tête, dans les mouvements. — Dix sangsues sont prescrites, cinq de chaque côté des jugulaires. A huit heures du soir, le pouls est légèrement accéléré et souple, les piqûres de sangsues ont coulé ; M*** semble éprouver un peu d'anxiété, traduite par le besoin de se coucher sur l'un ou l'autre côté, il se retourne presque de lui-même, et alors, pendant le mouvement, il se plaint de la tête. — Frictions avec le vinaigre sinapisé sur les extrémités inférieures.

Le 6, à la visite du matin : délire loquace tranquille pendant une grande partie de la nuit; une selle ; pouls souple assez calme et régulier ; chaleur presque naturelle, soif, exercice libre des facultés intellectuelles, yeux assez bons, tendance au sommeil; M*** s'aide mieux encore pour se retourner, pour se mettre sur le bassin. — Diète, limonade tartrique, potion gommeuse, lavement laxatif pour une heure, frictions avec le vinaigre sinapisé chaud sur les membres abdominaux, trois fois. A trois heures, il est bien éveillé, parle bien, et lève le bras gauche, dont il ne peut encore mouvoir la main ; les mouvements de la jambe sont bornés et difficiles. Le soir à huit heures, il est bien ; il boit de temps en temps.

Le 7 : la nuit a été calme; le facies continue à s'améliorer, le lavement laxatif a procuré une selle le soir ; le malade s'aide assez bien. — Diète; limonade gommeuse. Le soir, vers neuf heures, il a le pouls légèrement élevé et accéléré. A partir d'une heure, la nuit se passe très-bien, avec tranquillité parfaite : il boit trois fois.

Le 8 : continuation du mieux; M*** commence à fermer la main et à mouvoir la jambe, plus facilement. Le soir, il manifeste le désir de prendre des aliments.

Le 9 : la nuit a été assez tranquille, bien qu'il y ait un peu de chaleur à la peau, d'accélération dans le pouls, et que la langue, redressée, soit un peu sèche ; il meut le bras ; le mouvement des doigts et de la jambe revient légèrement. La journée se passe bien, et le soir, je le trouve mieux et plus calme encore que le matin. — Diète : limonade gommeuse.

Le 10 : rien d'extraordinaire le matin ; il prend une tasse de bouillon maigre. Le soir, il se plaint tout à coup, vers trois heures, de douleurs dans toute la tête, se prolongeant jusqu'à l'occiput ; le pouls est à peine accéléré, les facultés intellectuelles sont libres. — Douze sangsues appliquées aux jugulaires et des cataplasmes sinapisés mis aux jambes, sont suivis d'un plein succès. A huit heures il est tranquille.

Le 11 : nuit assez calme ; la céphalalgie est apaisée ; les cataplasmes sinapisés des jambes, enlevés la nuit sur la demande du malade, ont produit une légère rubéfaction : pouls tranquille, propension au sommeil, langue un peu sèche, soif ; les urines vont bien ; selle copieuse après la visite, au moment où l'on venait de lui faire prendre 45 grammes d'huile de ricin en potion émulsive. — Diète, réapplication de cataplasmes sinapisés aux jambes ; eau gommeuse et potion gommeuse. La journée se passe tranquillement ; on a remarqué que, vers le soir, il avait eu les joues colorées. A huit heures, il paraît être endormi, est couché sur le dos ; la peau est moite et le pouls un peu élevé, sans accélération notable, avec une légère chaleur ; la langue est un peu sèche.

Il se réveille et jouit de toutes ses facultés ; la tête, dit il, ne me fait plus mal, mais elle est un peu lourde; il a uriné.

Le 12 au matin : la nuit a été tranquille, et le sommeil bon ; le facies est excellent, il se sent dégagé et léger ; la langue s'humecte, la chaleur est naturelle, le pouls bon, et l'état moral excellent. — Diète, eau gommeuse, potion gommeuse, lavement émollient, et sinapismes conditionnels.

Le 13 : bonne nuit, continuation du mieux; il meut légèrement les doigts de la main qui était paralysée; la langue est humide. — Lait, eau gommeuse, potion gommeuse. Le soir, à trois heures, état très-satisfaisant ; le lait a été bien digéré.

Le 14 : nuit bonne ; il existe une légère déviation de l'angle de la bouche, à droite; langue droite, pouls calme, pupilles un peu dilatées. Le mouvement des doigts continue à revenir ; le lait est bien digéré. — Mêmes boissons.

Le 15 : même état. — Mêmes prescriptions, plus un lavement laxatif qui n'a pas d'effet. Les pupilles sont encore un peu dilatées, en raison sans doute de l'obscurité de la salle ; deux selles le soir.

Le 16 : état satisfaisant ; deux soupes maigres sont digérées. — Eau gommeuse, potion gommeuse.

Le 17 : idem; la nuit s'est passée avec un bon sommeil.

Du 18 au 23 inclus, continuation ; deux soupes maigres et pruneaux chaque jour.

Le 24 : M*** lit le journal, le soir. Le mieux se

continue jusqu'à la fin du mois, époque à laquelle j'arrive à lui donner la demi-portion le matin et le quart le soir.

Le 5 avril, il s'est levé et a marché avec l'aide d'un bâton, en traînant un peu la jambe gauche. Le mieux a continué les jours suivants.

Le 29 avril, il est sorti de l'hôpital, en conservant de la paresse dans le bras et la jambe, paresse qui a diminué insensiblement, ainsi que je l'ai constaté ultérieurement; il a pu reprendre un travail peu fatiguant deux mois et demi après sa sortie, et il a recouvré lentement, mais presque complètement, l'usage de ses membres.

La plaie dont il s'agit, a de l'analogie dans ses conséquences avec l'*apoplexie*, dont elle ne diffère essentiellement qu'en ce que la lésion cérébrale, l'épanchement et l'hémiplégie qui en sont résultés, est de cause externe; elle tient aussi de la *fracture du crâne* compliquée de lésion du cerveau, de suintement du diploé, d'épanchement intra-crânien, dû à la déchirure des petits vaisseaux des méninges et de la superficie de l'encéphale. C'est surtout dans ce genre de plaie, qu'une médication prompte, *préventive et curative*, doit être employée, pour atténuer, sinon prévenir, la compression et la réaction inflammatoire, par les saignées générales mesurées sur la force du sujet, sur les symptômes qui se présentent, et suivies de saignées locales, de révulsifs sur l'intestin et de dérivatifs sur les extrémités inférieures. J'attribue surtout le rétablissement du blessé, à l'énergique persévérance (critiquée par certains témoins), que j'ai mise à combattre à leur naissance les accidents, plusieurs fois récidivés, de l'encéphalo-méningite ; car, la lésion du cerveau, par elle-même, était loin d'être mortelle, l'observation apprenant que des projectiles ont pu en traverser superficiellement ou profondément les hémisphères, et même y séjourner, sans entraîner nécessairement la mort ; mais, dans ce cas, le crâne a des ouvertures qui donnent issue au sang et au pus, résultant de la lésion des vaisseaux et de l'inflammation cérébrale heureusement localisée sous l'intervention énergique de l'art et de la force médicatrice de la nature, ainsi que les 4e, 8e et 9e observations en sont des exemples remarquables.

Aussi, eût-ce été le cas, indépendamment du traitement sus-dit, si la compression attribuée à l'épanchement sanguin, eût été assez prononcée pour menacer immédiatement l'existence, d'appliquer de suite une large couronne de trépan, comprenant la lésion du crâne, afin de ménager une issue au sang épanché, et d'arrêter, au besoin, l'hémorrhagie, pouvant vraisemblablement être rapportée ici, à la lésion d'un rameau de l'artère méningée moyenne, dont on eût probablement pu faire, selon le cas, la ligature, la torsion, etc.

ONZIÈME OBSERVATION.

Fracture comminutive de la portion écailleuse du temporal droit, avec plaie intéressant toute l'épaisseur du muscle du même nom et avec déchirure de la dure-mère, laquelle n'a produit aucun accident grave; mais qui a été suivie, un mois après, d'un érysipèle gangréneux au bras droit, qui a entraîné la mort.

Fromager, vieillard de soixante-cinq ans environ, habitant un hameau de la commune de Foussais, distante de onze kilomètres de Fontenay-le-Comte (Vendée), est renversé par ses bœufs épouvantés, attelés à un chariot qu'il conduisait sur la foire de ladite ville, dans le cours de l'été de 1825. Me trouvant alors au quartier de cavalerie, situé à proximité du lieu de l'accident, j'y suis appelé, et je trouve cet homme assis sur une chaise en plein air, la face pâle, exprimant le trouble occasionné par l'accident, et à qui on faisait respirer du vinaigre. Il était atteint, à la région inférieure de la tempe droite, d'une plaie profonde, en forme de croissant, dont la convexité inférieure, longeant l'arcade zygomatique, laissait voir à son fond (en raison de l'écartement de ses bords par la rétraction des fibres du muscle temporal divisé transversalement dans toute son épaisseur), la portion écailleuse du temporal fracturée comminutivement et la dure-mère déchirée, repliée sur elle-même, laissant le cerveau à nu et recouvert de quelques parcelles de poussière; lésion que je ne pouvais m'expliquer, qu'en l'attribuant à un coup de corne. Je m'empressai aussitôt de laver attentivement cette plaie, de façon à la dégager des corps étrangers, j'en rasai le pourtour et je remis en place le lambeau de la dure-mère. Plusieurs petits fragments d'os libres ou adhérents aux fibres musculaires y insérées, sont extraits à l'aide des pinces à disséquer et des ciseaux. La plaie, dont les bords sont assez nets, quoique déchirés, est ensuite réunie avec des bandelettes agglutinatives, après avoir interposé entre ses bords, à la partie la plus déclive, une petite bandelette de linge fin, enduite de cérat, destinée à ménager une communication entre son fond et l'extérieur. Un gâteau de charpie et des compresses, maintenues avec un bandage triangulaire, terminent le pansement. Le blessé ayant besoin de soins suivis et ne pouvant retourner dans sa commune, est conduit à pied, dans une maison bourgeoise de la grande rue de Fontenay-le-Comte, distante du champ de foire d'environ trois cents mètres : c'est là, qu'après l'avoir couché dans un lit environné d'une légère obscurité, la tête élevée, un peu inclinée du côté de la plaie, je continuai à lui donner des soins, conjointement avec M. le docteur Barbarin, qui, ayant été appelé avant moi, était arrivé pour secourir le blessé au moment où je terminais le pansement. Une diète absolue et de la limonade lui sont prescrites ; une saignée du bras lui est pratiquée dès que la réaction commence à s'opérer : je la renouvelle le lendemain, en raison de la dureté du pouls, de la coloration de la face, d'un léger gonflement vers la plaie et d'une tendance à l'assoupissement. Une tisane stibiée à cinq centigrammes par litre, des lavements et des frictions sur les jambes, matin et soir, avec le vinaigre sinapisé chaud, sont ordonnés. La nuit suivante a été assez calme ; le pouls continue à être élevé sans accélération notable ; le blessé conserve l'intégrité de ses facultés intellectuelles, malgré un léger assoupissement ; il a eu une selle copieuse ; la langue est bonne et la soif modérée. Une troisième saignée est pratiquée, et l'on continue la tisane stibiée, les frictions sinapisées, les lavements, en lui recommandant de ne pas mouvoir la mâchoire. J'enlève le premier appareil, qui me laisse voir un peu de tuméfaction vers la plaie, dont les bords sont agglutinés, et je panse simplement. Le quatrième jour, l'état du blessé paraît satisfaisant; on persiste dans l'usage des mêmes moyens. Le cinquième, continuation : le sommeil devient naturel; je lève de nouveau l'appareil, et j'enlève la bandelette de linge placée à la région inférieure de la plaie ; ce qui permet à un peu de sérosité de s'échapper. Je fais le second pansement simple avec une compresse fenestrée et de la charpie. On continue la boisson stibiée pour entretenir la liberté du ventre, et l'on ajoute une tasse de bouillon aux herbes. Bientôt le blessé veut se lever ; il insiste pour qu'on le reconduise dans son village, et nous avons peine à le retenir jusqu'au dix-septième jour, en le faisant passer graduellement de la diète la plus absolue, à un régime de moins en moins sévère. Les lèvres de la plaie restent agglutinées et légèrement tuméfiées; le blessé peut mouvoir la tête sans y éprouver de douleur. Toutefois, il y a lieu de croire à un travail de suppuration qui s'opère lentement et profondément. Parti en voiture, il arriva heureusement dans sa famille, où je fus appelé à le visiter huit jours après. Alors la plaie, entr'ouverte, était en pleine suppuration; plusieurs parcelles osseuses en étaient sorties; l'état général du blessé était bon et faisait présager une terminaison heureuse. Mais j'appris un peu plus tard, par le médecin ordinaire, qu'il était survenu à ce vieillard, vers le trentième jour de son accident, un érysipèle au bras droit, qui s'était terminé par gangrène et avait entraîné la mort. Cette observation démontre toutefois ce que l'on peut espérer pour la guérison de lésions graves du crâne, avec perte de substance, quand elles ont eu lieu primitivement, c'est-à-dire, sans préexistence d'un état maladif inflammatoire du cerveau et de ses annexes, et les chances de guérison que peut présenter l'opération du trépan faite avec ménagement et en temps opportun.

Les observations que nous venons de rapporter sur les fractures directes et indirectes du crâne, de causes et de degrés différents, simples ou compliquées de plaie du cerveau, et même de projectile y séjournant, touchent par ces dernières, à la théorie physiologique des facultés attribuées à ce viscère, qui peuvent même s'exercer malgré certaines lésions graves de causes externes ; mais surtout, en général, à un bon nombre de points de leur pathologie variée, et justifieront en partie, nous l'espérons, les considérations que nous avons émises, quant aux diagnostic, prognostic, et à leur traitement, avec ou sans l'opération du trépan.

L'objet que nous nous étions seulement proposé, étant d'exposer succinctement quelques remarques que, sous ces derniers rapports, nous avions été à même de faire dans la pratique, nous renvoyons aux auteurs, et notamment, aux œuvres de J. L. Petit, de Saviard, de la Motte, de Ledran, du baron Larrey, etc., pour d'autres faits et pour les conséquences à en tirer.

SUR LA FRACTURE DE VERTÈBRE.

Les auteurs de pathologie chirurgicale, eu égard à la flexibilité naturelle de la colonne vertébrale, composée d'os nombreux, épais, peu étendus, liés ensemble par des fibro-cartilages, des ligaments, etc., n'admettent généralement pas la possibilité de la fracture indirecte du corps d'une vertèbre, pendant une chute déterminant une forte secousse, un mouvement violent, subit, forcé; considérant d'ailleurs, dans ce cas, le décollement, la rupture, inévitables selon eux, des fibro-cartilages intervertébraux, des ligaments, comme une condition qui rend impossible la fracture de l'un de ces os. Le fait suivant, prouve cependant, que le contraire peut avoir lieu, ainsi que je l'expliquerai ultérieurement.

PREMIÈRE OBSERVATION.

Fracture indirecte du corps de la première vertèbre lombaire et luxation consécutive de la deuxième vertèbre dorsale.

Honoré Conon, natif du Cateau (Nord), âgé de vingt ans, d'un tempéramment lymphatico-nerveux, demeurant à Chauny (Aisne), fait une chute à la renverse, le 1er décembre 1828, vers trois heures après-midi, en voulant descendre précipitamment l'escalier d'un premier étage. La région inférieure du dos heurte violemment contre le bord saillant de la première marche, et il glisse jusqu'au rez-de-chaussée, où, comme étourdi, il éprouve un sentiment de brisement général, et ne peut se relever. On le transporte dans son lit, où il est examiné peu de temps après par un chirurgien, qui, reconnaissant l'existence d'une paralysie des extrémités abdominales et de la vessie, qu'il attribue à une commotion de la moelle de l'épine, saigne le malade deux fois dans la soirée et le sonde. Le lendemain, un médecin consulté confirme le diagnostic : on réitère la saignée, le cathétérisme, et le troisième jour on transfère le blessé dans l'hôpital le plus voisin. Jusqu'au quatorzième jour, que je fus appelé à le voir avec le médecin traitant, il ne s'opéra que peu de changement : Conon a pleine connaissance ; il reste couché sur le dos sans pouvoir changer de position ; il éprouve quelque peu de douleurs aux lombes ; le pouls est assez tranquille, ainsi que le sommeil ; quelques soupes sont digérées ; les membres paralysés, la région hypogastrique et le pourtour du bassin ont perdu le sentiment ; les selles, involontaires, n'ont lieu qu'à l'aide d'une boisson purgative ; les urines, d'abord naturelles, puis troubles, ne sont émises qu'à l'aide de la sonde, qui n'est pas sentie par le malade. J'apprends que l'on est dans l'intention d'administrer la strychnine, et, tout en en blâmant l'emploi dans un tel cas, j'insiste sur la nécessité d'inspecter de nouveau attentivement la colonne épinière, qui ne l'avait plus été depuis les premiers jours de l'accident. Alors nous reconnaissons l'existence d'une gibbosité formée par les douzième vertèbre dorsale et première lombaire, et sous la peau correspondante, sans ecchymose, trois éminences osseuses, représentant un triangle isocèle, dont l'angle aigu, tourné verticalement, est distant des deux autres d'environ quatre centimètres et demi, lesquels sont eux-mêmes éloignés l'un de l'autre de près de trois centimètres. Ces éminences sont évidemment formées, la supérieure, par l'extrémité de l'apophyse épineuse de la douzième vertèbre dorsale, luxée incomplétement en avant, et les inférieures, par les apophyses articulaires de la première lombaire, lesquelles font saillie sous les téguments extrêmement distendus, en raison de la luxation de la vertèbre correspondante et de l'inflexion en avant de la colonne vertébrale qui en est la conséquence. Dès lors, notre pronostic est funeste; nos soins se bornent à appliquer un bandage de corps approprié, à donner au blessé la position la plus favorable dans le lit, ajoutés aux moyens précédemment employés.

Du 14 au 18 suivant, les symptômes énoncés prennent plus d'intensité, la gibbosité augmente en même temps que le tronc se fléchit en avant; les membres paralysés maigrissent sensiblement et prennent une teinte comme plombée; les urines deviennent tellement épaisses qu'elles obstruent souvent la sonde; la région hypogastrique est très-douloureuse : quelques cuillerées de soupe au lait, une tisane mucilagineuse, et, parfois, quelques verres d'une légère infusion de séné pour entretenir les selles, sont les seuls aliments et boissons ingérés.

Enfin, successivement, les douleurs rachidiennes deviennent insupportables, autant par la lésion physique que par la compression opérée sur la gibbosité dans le décubitus; la respiration s'embarrasse, devient convulsive; le pouls petit, très-accéléré, irrégulier; il y a insomnie, le teint devient terreux; le malade dit qu'il est comme moulu et qu'il éprouve par fois la sensation comme si on lui coupait les jambes aux jarrets; l'éminence supérieure de la gibbosité disparaît par suite de la luxation complète, en avant et en bas, de la douzième vertèbre dorsale, et il ne reste que les deux inférieures résultant de la saillie, sous les téguments, des apophyses articulaires de la première lombaire : bientôt, douleurs abdominales extrêmement vives; urines rares et purulentes, hoquets, éructations, vomissement de tout ce qui est ingéré, maigreur, toux, yeux ternes, *facies* hippocratique; la soif devient inextinguible; la respiration, de plus en plus difficile, est bientôt accompagnée de toux fréquente avec expectoration purulente; on s'abstient d'entretenir les selles au moyen des purgatifs, à cause de la violente irritation : l'odeur devient fétide, insupportable; la cornée perd sa transparence. Pendant la durée de cet appareil effrayant de symptômes, le malade conserve toute sa connaissance; il implore la mort, et il expire le 31 décembre vers minuit (trente et unième jour de l'accident), immédiatement après avoir ingéré un peu de boisson qu'il avait demandé.

L'autopsie, que je fis en présence du médecin traitant et du docteur Stoëckhly (aujourd'hui en retraite), le 2 janvier, à 9 heures et demie du matin, trente-trois heures après la mort, nous a fait remarquer ce qui suit :

Poitrine. Trachée et œsophage à l'état naturel ; poumons affaissés, peu crépitants, adhérents dans plusieurs points aux plèvres costale et médiastine, d'une couleur rose pâle antérieurement, où ils paraissent exsangues ; postérieurement, ils sont d'un rouge foncé et laissent échapper, par plusieurs incisions, du sang noirâtre, mélangé, dans plusieurs endroits, d'un mucus puriforme. Le péricarde est mince, transparent ; le cœur volumineux ; le ventricule gauche est vide, légèrement hypertrophié, et ses colonnes charnues, très-développées ; l'oreillette correspondante contient un peu de sang noir. Le ventricule droit est flasque, un peu dilaté et contient aussi une petite quantité de sang noir ; son oreillette, qui ne présente rien de remarquable, renferme des caillots fibrineux peu consistants.

Abdomen. Le foie est doublé de volume et très-consistant ; sa vésicule, peu volumineuse, est remplie de bile jaune. La rate paraît être un peu gonflée ; l'épiploon gastro-hépatique est légèrement rosé ; l'estomac, rétracté sur lui-même, n'offre rien de remarquable extérieurement ; intérieurement, il contient environ cent vingt-cinq grammes d'un liquide verdâtre ; sa muqueuse est blanchâtre et a des rides très-prononcées tout le long de sa grande courbure. Le grand épiploon présente de légères traces de phlogose ; il est adhérent avec l'S du colon et la vessie. L'intestin grêle, réduit à un très-petit volume, est d'un blanc cendré extérieurement ; à l'intérieur, sa muqueuse est rosée dans quelques endroits. Les parois du colon sont très-amincies, transparentes ; ses portions lombaire et iliaque gauches renferment des matières durcies, rangées en forme de chapelet. Les reins, déformés, sont triplés de volume, et leur parenchyme contient des foyers purulents ; les uretères ont le diamètre du petit doigt et renferment un liquide puriforme. La vessie, du volume de deux poings, est adhérente comme il a été dit ; sa couleur extérieure est mélangée de gris, de rouge et de lie-de-vin ; ses parois, dures, comme cartilagineuses dans quelques points, sont épaisses d'un centimètre à un centimètre et demi, et renferment des foyers contenant un mélange de pus et de sang ; l'un d'eux se prolonge dans l'étendue de près de neuf centimètres au-dessus du pubis, entre le péritoine et les muscles abdominaux ; la muqueuse est désorganisée et laisse échapper du pus, dans plusieurs endroits, lorsqu'on la comprime. Cette poche renferme un liquide purulent, de couleur de lie-de-vin. Le gland est livide et le canal de l'urêtre rouge excorié.

La veine ozygos, le canal thoracique et le nerf grand sympathique, qui n'ont d'ailleurs pas été l'objet de nos recherches, ne nous ont rien offert d'apparent : ils avaient naturellement dû suivre l'inflexion de la colonne vertébrale.

Colonne vertébrale. La douzième vertèbre dorsale est luxée en avant et en bas sur le corps de la première lombaire, avec lequel elle forme un angle d'environ cent vingt degrés. Sa face inférieure, encroûtée du fibro-cartilage intervertébral, concave en raison d'un segment osseux semi-circulaire y adhérent, lequel s'est détaché de la face supérieure du corps de la première lombaire, est appliquée sur la face antérieure de cette dernière, qu'elle recouvre en grande partie. Le bord antérieur et supérieur de la même vertèbre, effacé par la perte de substance qu'il a éprouvée, forme, conjointement avec les faces supérieure et antérieure du corps de l'os, une surface convexe, arrondie, qui est logée dans la concavité accidentelle de la face inférieure du corps de la douzième dorsale. Les surfaces fracturées, d'un gris, mélangé de rouge, semblent être le siége d'un commencement de travail de consolidation; celles dénudées, sont rugueuses, sans autre altération. La deuxième lombaire présente à la région supérieure de sa face antérieure, une espèce de bourrelet transversal et demi-circulaire, formé de quelques parties adhérentes de tissus celluleux, fibreux, etc., qui y ont été entraînés, par la vertèbre luxée, lequel s'oppose à ce qu'elle descende plus bas. Le tissu cellulaire circonvoisin et les muscles psoas sont ecchymosés. Les apophyses articulaires de l'une et l'autre vertèbres ne présentent rien de remarquable : celles de la première lombaire font saillie sous les téguments; leurs capsules et ligaments sont déchirés. La moelle allongée est évidemment tiraillée et comprimée, antérieurement par le bord postérieur et supérieur du corps de la première lombaire, postérieurement par la face antérieure de l'arc de la douzième vertèbre dorsale luxée. L'anneau formé par l'arc de cette dernière, est en grande partie obstrué par une portion de fibro-cartilage intervertébral, restée adhérente au ligament postérieur des vertèbres, laquelle est détachée, renversée en arrière dans le canal rachidien, où elle est maintenue par ce ligament. La moelle est jaunâtre, mince et comme transparente dans ce point; plus loin, elle paraît être à l'état naturel.

Laissant au lecteur le soin d'apprécier les conséquences physiologico-pathologiques de la lésion qui fait l'objet de l'observation précédente, je ferai seulement observer que les auteurs de pathologie chirurgicale s'accordent sur la gravité des fractures des vertèbres, lorsque la moelle épinière est lésée ou comprimée; sur la difficulté du diagnostic, quand ces lésions ont lieu au delà des apophyses, et sur la nature des accidents qu'elles entraînent généralement : sous tous ces rapports, l'observation dont il s'agit et celle qui suit, s'accordent aussi avec leur théorie. Mais il n'en est pas de même, eu égard à la pathogénie des fractures de ces os, qu'ils considèrent(1),

(1) Entre autres, le baron Boyer, Traité des maladies chirurgicales, 1re édit., t. III, p. 132; 3e édit. p. 134.

en raison de leur contexture, de leur conformation, de leurs rapports et moyens d'union, comme impossibles autrement que d'une manière directe. Il est évident, en effet, que la fracture qui fait l'objet de ces remarques, s'est opérée indirectement. L'effort de la chute, en s'exerçant d'arrière en avant sur l'extrémité inférieure de la région dorsale, qui porta sur une éminence transverse résistante, a dû produire instantanément, 1° un violent mouvement d'inflexion en arrière, lequel, éprouvant antérieurement une résistance invincible de la part des fibro-cartilages et des ligaments vertébraux, occasionna la fracture transverse du corps de la première vertèbre lombaire, dont un segment semi-lunaire de la face et du bord, supérieurs et antérieurs, lui resta adhérent avec le fibro-cartilage décollé de la région postérieure; 2° un effort tendant à luxer en avant la vertèbre supérieure, lequel produisit d'autant moins difficilement l'extension et le déchirement des ligaments, des capsules articulaires, etc., de la douzième vertèbre dorsale avec la première lombaire, que les surfaces articulaires des apophyses de ces vertèbres, tournées parallèlement d'arrière en avant, sont disposées par là à se luxer dans ce sens (1), et que les moyens d'union du corps de ces os étaient détruits en grande partie;

(1) C'est donc à tort que l'auteur de l'article : *Maladies des vertèbres* (Dict. des sc. méd., t. LVII, p. 306) dit que la fracture des apophyses articulaires des vertèbres lombaires doit nécessairement préexister à leur luxation en avant.

ce qui, dans aucun cas, ne pourrait avoir lieu pour les autres vertèbres dorsales, dont les surfaces articulaires des apophyses sont dirigées obliquement de dedans en dehors, et même transversalement, de manière que celles des vertèbres supérieures soient placées derrière celles des inférieures. Toutefois, la cause ayant cessé d'agir, le déplacement a été assez peu considérable d'abord pour être méconnu, les muscles sacro-lombaires et longs dorsaux postérieurement, les grands psoas antérieurement, etc., tendant à maintenir ces os en rapport par leurs attaches. La paraplégie a pu, dans cet état, être rapportée à une simple commotion de la moelle de l'épine, d'autant mieux que le malade ne se plaignait presque pas des lombes, où l'on n'avait pas même remarqué d'ecchymose, et, qu'à l'exception de la suspension des selles et des urines, les autres fonctions s'exécutaient librement; mais, peu à peu, la douzième vertèbre dorsale, privée en grande partie de ses moyens d'union avec la première lombaire, a été déplacée antérieurement, autant par le poids du tronc, que par les mouvements exécutés au malade pendant les soins de propreté; le tronc s'est infléchi en avant; une gibbosité a été reconnue le quatorzième jour, et tous les accidents relatés sont devenus d'autant plus intenses, que le déplacement devenait plus considérable.

De ce qui précède, je crois pouvoir conclure que le corps des vertèbres lombaires peut se fracturer *indirectement* dans certains cas d'inflexion violente en arrière de cette région de la colonne vertébrale;

Que la luxation complète de la vertèbre supérieure, peut s'opérer en même temps ou consécutivement;

Et que si, dans le cas dont il s'agit, on était parvenu dès le principe, à reconnaître la lésion physique existante (1), on aurait pu espérer, à l'aide d'un

---

(1) S'il est toujours important de rechercher attentivement le siége, la nature, l'étendue des lésions, pour baser son diagnostic et aviser aux traitements, curatif et préventif, il l'est bien plus encore quand une erreur peut conduire à sacrifier un membre, *sans nécessité* ou *sans chances de succès*, indépendamment des dangers, etc., que cette grave opération fait encourir. C'est surtout alors que le médecin, quelque expérimenté qu'il soit, se trouvant en présence d'un cas inobservé ou difficile, doit chercher à s'éclairer de l'expérience d'autrui (voir ZIMMERMANN : *traité de l'expérience*), au moyen d'une consultation, qui ne peut d'ailleurs que mettre sa responsabilité à couvert et tourner généralement à l'avantage du patient; exemples, les faits suivants : 1º Il y a 18 ans, une notabilité chirurgicale, après avoir discouru pendant une demi-heure, en présence de nombreux élèves et médecins, sur un cas de fracture de jambe, compliquée de plaies et de dépôt, en était arrivée à conclure *qu'il fallait amputer au-dessus du genou*. Étant présent et appelé le premier, à donner mon avis, je me prononçai pour que l'on pratiquât une contre-ouverture à la région déclive, afin d'appliquer un séton à travers le foyer, et *pour que l'on conservât le membre*, citant un cas analogue, plus grave, pour lequel j'avais réussi en 1817. Deux professeurs, dont un encore vivant, appelés à émettre leur avis immédiatement après moi, s'étant prononcés de la même manière, l'amputation ne fut pas faite, les moyens proposés ayant été mis en pratique avec succès, et le blessé sortit de l'hôpital, avec ses deux jambes, en assez bon état, pour lui continuer son service. — 2º Un

lit mécanique percé et organisé de manière que le blessé, couché commodément, pût recevoir un lavement, faire ses nécessités sans changer de position, et avoir le bassin et le tronc fixés dans une attitude naturelle, on aurait pu espérer, dis-je, de prévenir le déplacement, et par là, peut-être, aussi la mort du malade, comme dans le cas de lésion analogue, qui fait le sujet de la relation suivante.

---

soldat en butte à une dysenterie, au troisième degré, pouvant être considérée comme mortelle, chez lequel le sphacèle, déclaré spontanément à la jambe gauche, se propageait rapidement à la cuisse, de jeunes officiers de santé de l'hôpital militaire de Strasbourg, dont le service chirurgical m'était alors confié, *par intérim*, étaient d'avis que je l'amputasse. Mais, considérant que le sphacèle n'était pas dû à une *cause externe* susceptible d'être parfois arrêtée dans ses effets, par une prompte amputation dans le vif; qu'il dépendait d'une *cause interne*, fâcheuse complication de l'état général alarmant du sujet, je n'en fis rien, et j'eus recours à *une consultation*, qui justifia mon abstention, en attendant qu'une mort prompte, inévitable, me permit de constater qu'une des nombreuses ulcérations dont le colon était le siége, avait perforé cet intestin au niveau de l'artère iliaque externe, et, par suite, déterminé une *artérite obturante*, dont le sphacèle était la conséquence, ainsi qu'en témoigne l'observation insérée dans les mémoires de médecine militaire (t. LIV, p. 306, 2e série, 1843).

Voilà donc deux cas pour lesquels des chirurgiens eussent pratiqué l'amputation : dans l'un, on eût sacrifié *sans nécessité* un membre, dont la conservation est d'un prix inestimable ; dans l'autre, on eût environné *gratuitement* la mort de souffrances, qu'il est toujours bon et humain d'éviter. Ceci soit dit en passant : *Fili, sermones tui sint pauci* (Eccl.).

DEUXIÈME OBSERVATION.

Contusions violentes à la région lombaire et aux membres abdominaux : lésion indéterminée du rachis : paraplégie complète, qui a cédé très-lentement et qui a été suivie de rétraction considérable persistante des muscles jumeaux et solaires; du long fléchisseur propre des gros orteils, produisant une variété mixte du pied-bot, tenant à la fois du *varus* et du *pied-équin*, pour lequel nous avons pratiqué fructueusement, dix-sept mois après l'accident, la section des tendons d'Achille, et des longs fléchisseurs propres des gros orteils.

Saragossa Ramon, né le 8 décembre 1826, à Torre-Vicca, province de Valence (Espagne), journalier, habitant l'Afrique, depuis l'année 1845, ayant été entraîné, le 11 juin 1850, dans l'éboulement d'une carrière où il travaillait, auprès du cimetière d'Oran, eut la région lombaire violemment contusionnée par une pierre volumineuse, sous laquelle elle s'est trouvée engagée, ainsi que les jambes, qui furent enveloppées par les pierres jusqu'aux genoux.

On l'en retira sans connaissance et on le transporta dans cet état à l'hôpital civil, la tête vacillante, etc., après avoir été saigné sur les lieux. Il y fut resaigné, et on lui appliqua aux jambes, des ventouses scarifiées, le même jour, et 30 sangsues le lendemain, jour à la fin duquel il recouvra connaissance. La paraplégie étant complète, les selles étaient devenues involontaires, et l'émission des urines n'avait lieu qu'à l'aide du cathétérisme, auquel on dût recourir pendant un mois que persista la paralysie vésicale et celle des sphyncters de l'anus.

On combattit celle des membres abdominaux, par les frictions excitantes, la tisane d'ornica, etc., tout en soutenant les forces à l'aide d'un régime approprié ; puis, par l'application, au quatrième mois, de deux cautères entretenus, pendant longtemps, sur les côtés de la région lombaire de la colonne épinière, et par quelques doses de strychnine, à l'intérieur. A l'aide du temps et de ce traitement, le blessé avait recouvré lentement la sensibilité, la contractilité des muscles cruraux, et les mouvements des articulations coxo-fémorales et fémoro-tibiales. Mais les muscles jumeaux et solaires, longs fléchisseurs propres des gros orteils, longs et courts fléchisseurs communs des orteils, etc., s'étaient rétractés, au point que leurs extenseurs et les fléchisseurs des pieds, se trouvaient frappés d'inaction ; que les pieds fortement étendus, la plante tournée en dedans, et les orteils (notamment les gros), fléchis outre mesure, les muscles des jambes très-amaigris, rendaient la station impossible et la position au lit uniquement supportable, le blessé ne sachant même comment placer ses pieds, quand on l'asseyait sur une chaise pour faire son lit.

Après être resté constamment dans cet état d'impotence, toujours au lit, sa santé étant assez bonne du reste, il sortit de l'hôpital civil d'Oran, en octobre 1851 (c'est-à-dire 15 à 16 mois après l'accident), qu'on le transporta chez lui. Il y resta un certain nombre de jours au lit, occupé à faire des cigarettes ;

puis, il se fit amener à Mostaganem, pour y entrer à l'hôpital militaire, le 7 novembre 1851, où, après avoir reconnu l'infirmité susdite, représentant une variété du *pied-bot*, tenant à la fois du *varus* et du *pied-équin*, je lui pratiquai, au lieu d'élection, la section du tendon d'Achille, par le procédé de Stromeyer, et celle du tendon du long fléchisseur propre du gros orteil, à trois centimètres en arrière de l'articulation métatarso-phalangienne; au pied droit, le 13 dudit mois, et au pied gauche, le 24, en présence de MM. les docteurs Faseuille, chirurgien-major, de Potor, aide-major, des sous-aides et des médecins de l'hôpital, attendu qu'il est de règle que le personnel de santé assiste aux opérations. Pour faire la section du tendon du long fléchisseur propre du gros orteil, j'enfonçai horizontalement et transversalement, de dedans en dehors, un bistouri pointu à lame étroite, sur son plat, au bord interne du pied, dans la masse charnue commune aux muscles adducteur, petit fléchisseur et abducteur du gros orteil, jusqu'au delà du tendon qui passe dans sa région externe; puis, en tournant le tranchant vers la plante, je divisai de haut en bas, le tendon et la masse charnue, y comprise l'aponévrose plantaire, aussi rétractée, en faisant en sorte de ménager l'extrémité du rameau artériel plantaire interne, le côtoyant à sa région externe. Les plaies, à peine saignantes, furent recouvertes immédiatement de sparadrap de diachylon gommé.

La rétraction était si forte, que je renonçai tout d'abord à l'espoir d'obtenir la réunion des extrémités des tendons d'Achille, par une substance intermédiaire assez extensible, pour permettre de ramener ensuite, les pieds à leur position normale, surtout sans appareil approprié, dont j'étais dépourvu, et encore moins, celle des tendons des longs fléchisseurs propres des gros orteils, dont la section avait été faite en dehors de leur gaîne, en pratiquant une seule incision, comprenant l'aponévrose, etc. Je ramenai, en conséquence, sur le champ, les pieds dans la position naturelle, et je les y maintins, au moyen d'une palette en bois, garnie de linge et d'une couche de ouate, placée et fixée sous la plante et les orteils, par de longues bandes de sparadrap de diachylon gommé, appliquées en circulaires, de façon à maintenir les orteils étendus et à diminuer la courbure outrée de la voûte des pieds, auxquels j'attachai l'extrémité d'une bandelette de linge, que je fixai, par l'autre, à quelques tours de bandes appliquées sous les genoux. Les plaies se cicatrisèrent par première intention, et le malade garda le repos au lit, pendant au moins six semaines, les jambes étendues et les pieds maintenus dans la direction normale, à l'abri du poids des couvertures, par un cerceau. Ce qui fit ajourner aussi longtemps son lever, c'est que, par suite de la pression prolongée de la palette sur la pulpe des gros orteils, malgré le linge et la ouate interposés, il s'y était formé des escarrhes intéressant une partie de l'épaisseur de la peau, dont les plaies se cicatrisèrent lentement.

L'inaction du blessé pendant près de vingt mois passés au lit, et l'opération qu'il avait subie, demandaient d'autant plus de précautions dans les premiers essais qu'il fit de se lever, d'abord pour s'asseoir auprès de son lit, puis, pour marcher péniblement et graduellement, à l'aide de béquilles, les palettes fixées aux pieds, au moyen de quelques tours de bandes, destinés aussi à prévenir leur vacillation; ensuite avec des souliers, et en dernier lieu, avec des brodequins à contreforts très-hauts, s'appliquant sur l'extrémité inférieure de la région postérieure des jambes, de manière à fixer les pieds dans la position horizontale. En s'exerçant graduellement, il recouvra des forces dans les muscles jambiers antérieurs et postérieurs, fléchisseurs et extenseurs communs des orteils, péroniers latéraux, etc., qui lui suffirent pour marcher facilement à l'aide de béquilles, dès le 21 avril 1852, qu'il sortit de l'hôpital militaire de Mostaganem, et, bientôt après, en s'aidant d'un bâton, ainsi que nous l'a rapporté, en septembre suivant, à Lille, M. le docteur Caron, officier de santé dudit hôpital, qui avait vu Sarragossa Ramon avant de partir pour la France. On peut supposer, qu'avec le temps, il aura pu marcher sans appui.

Ce fait, qui démontre une fois de plus la puissance que l'art trouve dans l'application de la ténotomie à la cure du *pied-bot accidentel*, même sans l'usage d'appareil *ad hoc* (Voir Duval : *Traité du pied-bot*, Paris 1859), nous a paru offrir assez d'intérêt pour faire le sujet d'une observation (1).

Il paraît que, dans ce cas, la violente commotion de la moelle épinière, et peut-être l'épanchement résultant de la contusion (si ce n'est d'autre lésion), qui avait d'abord produit la paraplégie, aura été suivie d'inflammation devenue chronique, de la moelle ou des méninges, ou de l'une et l'autre, qui aura cédé lentement, en laissant des altérations qui ont produit une rétraction musculaire persistante; accidents auxquels aurait pu se borner la fracture de vertèbre qui a fait le sujet de l'observation précédente, si, étant reconnue de suite, on s'était attaché, comme je l'ai dit, à l'emploi des moyens contentifs propres à empêcher le déplacement qui a entraîné des accidents mortels.

---

(1) L'académie de médecine de Madrid, à laquelle je l'ai communiquée, m'a donné avis, en date du 9 février 1854, qu'il en serait fait mention dans son *Bulletin*, à l'article *correspondance étrangère*.

SUR LA FLEXION

SUBITE PERMANENTE D'OS LONG.

En théorie, la flexion subite permanente, par cause externe, du corps d'un os long d'adulte bien portant, semble inadmissible ; tandis qu'il arrive qu'on l'observe dans la pratique, sans trop savoir comment l'expliquer, ainsi qu'en témoigne le fait suivant :

OBSERVATION

Sur la flexion permanente, par refoulement (*), de l'os radius, chez l'adulte.

Pineau, maître ouvrier à la 4e compagnie du 15e d'artillerie, âgé de 24 ans, d'une bonne constitution, éprouve, en dirigeant une prolonge à l'arsenal, le 23 novembre 1840, un refoulement de l'avant-bras gauche selon son axe, entre l'extrémité du timon qu'il pousse avec la paume de la main, et

---

(*) La rencontre de deux rivières, dont le cours est en sens contraire, produisant *le refoulement*, j'emploie ici ce mot, en ce qu'il donne l'idée de deux forces opposées, agissant aux extrémités d'un os long, dans le sens de sa longueur, avec assez de puissance, pour en déplacer suffisamment les parties constituantes dans un point, en REFOULANT et en fléchissant l'os.

son coude fléchi qui vient de heurter fortement contre un mur, pendant un mouvement de recul imprévu. Il en résulte une flexion considérable en avant du corps de l'os radius, que l'on ne parvient pas à redresser, attendu que la forte pression qu'il faudrait exercer pour cela sur la saillie que la convexité de sa courbure accidentelle fait sous la peau, en entraînerait la désorganisation. On est forcé de se borner, après différents essais infructueux, à l'application d'un bandage contentif imprégné d'une liqueur résolutive. Cette lésion fait souffrir modérément dans les premiers temps, pendant la durée du léger travail inflammatoire qui en est la conséquence ; elle entraîne à sa suite de la gêne dans les mouvements de pronation et de supination de la main, une difformité avec amaigrissement et faiblesse de l'avant-bras, qui nécessitent la réforme du blessé à l'inspection générale, en août 1841, c'est-à-dire, neuf mois après l'accident.

Bien qu'il n'existât pas d'aspérités sensibles sous la peau à l'endroit de la saillie produite par la convexité de la courbe de l'os, il me paraît rationnel d'admettre, dans ce cas, l'existence d'une fracture avec déplacement selon la direction, les fragments engrenés l'un dans l'autre, n'ayant pas cessé d'être en rapports assez intimes pour qu'il fût impossible de redresser cet os ; car, bien que l'on ait observé des enfoncements d'os larges sans fracture, des courbures accidentelles d'os long chez des enfants, et dans lesquelles le cylindre osseux était parfois fraturé incomplétement, ainsi que Lanfranc (*De plicatura ossium in pueris*), Ambroise Paré (13e livre), Duverney, J. L. Petit (Maladies des os), et depuis, M. Thore (Archives générales de médecine ; février 1844) l'ont rapporté, j'aurai peine à admettre, sans exception, tant qu'il n'aura pas été vérifié sur le cadavre, ce mode de fracture chez l'adulte en bon état de santé, le corps des os longs me paraissant être alors trop compacte. Quoi qu'il en soit, il me semble que l'on aurait pu arriver à un bon résultat dans le traitement de la flexion persistante de l'os dont il s'agit, à l'aide d'un bandage orthopédique à pression et extension permanentes graduelles que j'emploierais en pareil cas.

Ici se terminent ces remarques et observations, que nous livrons au monde médical, dans l'unique espoir qu'elles pourront être de quelque intérêt pour la chirurgie pratique.

ERRATA.

Page 23,	ligne 21,	*sympatique,*	lisez :	*sympathique.*
— 25,	— 21,	*conserve,*	—	*conserver.*
— 37,	— 17,	*antiphlogiste,*	—	*antiphlogistique.*
— 41,	— 28,	*l'im;possibilité,*	—	*; l'impossibilité.*

TABLE DES MATIÈRES.

—

Paris, imp. d'Alp. Aubry, et Cie, rue de l'Église-Vaugirard, 6.

www.ingramcontent.com/pod-product-compliance
Ingram Content Group UK Ltd.
Pitfield, Milton Keynes, MK11 3LW, UK
UKHW020407230726
13925UKWH00003B/1291

9 782014 067613